DE LA

PÉRITONITE AIGUË GÉNÉRALISÉE PRIMITIVE

ENVISAGÉE SPÉCIALEMENT CHEZ L'ADULTE

PAR

Édouard RONDOT,
Docteur en médecine de la Faculté de Paris,
Interne en médecine et en chirurgie des hôpitaux de Paris,
Ancien interne de l'Hôtel-Dieu et lauréat de l'Ecole de médecine d'Angers,
(2e année, Prix),
Aide-major à l'armée de Paris (1870-71),
Membre correspondant de la Société anatomique.

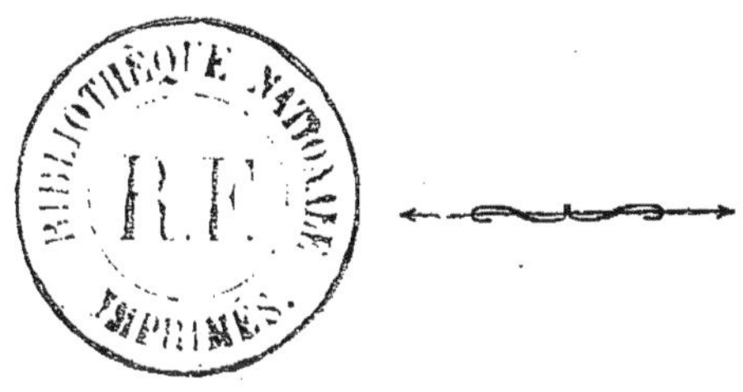
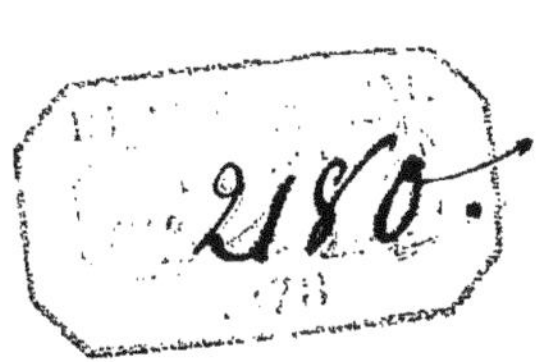

PARIS
LIBRAIRIE LOUIS LECLERC
108, BOULEVARD SAINT-GERMAIN, 108

1878

DE LA

PÉRITONITE AIGUË GÉNÉRALISÉE PRIMITIVE

ENVISAGÉE SPÉCIALEMENT CHEZ L'ADULTE

J'ai pour but, dans ce travail, d'éclaircir et de tracer l'histoire de la péritonite aiguë généralisée primitive.

C'est une maladie rare, dont l'existence inspire des doutes, mais qu'on ne peut nier. « L'observation journalière, dit Grisolle (1), nous a démontré que la péritonite spontanée ou primitive est une affection excessivement rare : la pratique de MM. Chomel et Louis confirme d'ailleurs pleinement cette opinion. » Et il ajoute un peu plus loin, que cette inflammation du péritoine « peut être observée à tous les âges de la vie. » MM. Hardy et Béhier (2) acceptent comme « démontrée, l'existence de la péritonite aiguë primitive. »

(1) Grisolle, Traité de path. int., t. I.
(2) Béhier et Hardy, Path. int., t. II, p. 545 et suiv.

L'analyse des observations publiées sous ce titre nous montre qu'elles se rapportent tantôt à des péritonites *a frigore*, tantôt à des ascites aiguës fébriles ; d'autres fois leur cause immédiate n'est pas appréciable, et pour éviter de prononcer le mot de péritonite spontanée, on préfère celui de la péritonite rhumatismale. Chacune de ces dénominations traduit un ensemble clinique différent, j'espère le prouver par l'examen strict des faits.

La plupart des auteurs qui se sont occupés de ce sujet ont cherché à lui donner l'appoint d'un certain nombre d'observations très-discutables ; les seules preuves sérieuses, à notre avis, doivent être fournies par l'étude complète des viscères après la mort ; nous présentons donc une dizaine de faits sanctionnés par l'autopsie. Les noms de ceux qui les ont recueillis pour la plupart nous dispensent d'insister sur leur valeur.

Obs. I. — Péritonite aiguë primitive ; mort ; autopsie. (Recueillie dans le service de Cruveilhier, Bull. gén. de thérap., t. XXIV, p. 296 et suiv.)

Un jeune homme, âgé de 17 ans, charpentier, était depuis deux mois dans le service de M. Velpeau, à la Charité. Le 20 février 1843, après quelques jours d'un peu de fièvre et d'anorexie, il fut pris tout à coup de douleurs très-vives au bas-ventre et dans les flancs, de vomissements, de diarrhée, de frissons violents. Le 24 janvier 1843, jour de l'entrée du malade dans les salles de M. Cruveilhier, la face était profondément altérée, les yeux caves, entourés d'un cercle grisâtre, les joues un peu colorées, la langue un peu sèche, rouge sur les bords, couverte d'un enduit blanc épais, la soif très-vive, les nausées continuelles. Il y a à peine de la céphalalgie, mais des bourdonnements d'oreille. Le ventre est aplati, la moindre pression est insupportable et arrache des cris. Il en est de même du moindre mouvement.

Pas de selles depuis deux jours. Respiration fréquente et pénible besoin de tousser fréquent, arrêté par la douleur abdominale; peau sèche, assez chaude.

Application de vingt sangsues aux aines, lavement purgatif, frictions nouvelles sur le ventre. Ces moyens n'ont rien d'avantageux; la sensibilité du ventre est même plus vive et occupe une grande étendue. L'altération des traits est plus profonde. On renouvelle le même traitement et on applique des vésicatoires aux cuisses.

L'état s'aggrave; le malade tombe dans un affaissement profond, ses facultés intellectuelles s'affaiblissent, et il succombe le 28, après une longue agonie.

A l'autopsie, on a trouvé dans le péritoine une grande quantité de sérosité purulente, sans odeur, sans aucun mélange. Les intestins sont, dans toute leur étendue, recouverts de fausses membranes, blanches, minces, friables et qui les font adhérer ensemble. Au-dessous des fausses membranes le péritoine lui-même paraît épaissi et se détache facilement en lamelles blanchâtres, friables, sans injection. Les différents viscères de l'abdomen et du bassin, examinés avec soin, ne présentent aucune altération.

Il s'agit bien ici d'une péritonite aiguë; la mort survient au bout de 8 jours, et l'on ne trouve à l'autopsie aucune altération des organes de l'abdomen et du bassin. L'observation suivante est aussi concluante.

Obs. II. — Péritonite aiguë primitive; mort, autopsie.
(Recueillie dans le service de Cruveilhier, op. cit.)

Le sujet de cette observation est un infirmier d'une bonne santé habituelle, qui le 18 janvier 1843 fut pris d'un peu de frisson et de douleur autour de l'ombilic, après avoir bu dans la journée de l'eau froide, ayant très-chaud, ce qui du reste lui arrivait souvent. Malgré cette douleur, il put encore, pendant deux jours, continuer son service.

Le 31, il fut pris de vomissements verdâtres et les douleurs augmentèrent. Voici quel est son état le 2 février : facies grippé, yeux cernés, joues assez colorées, l'intelligence est parfaite. Point de céphalalgie ; langue rouge, peu humide, avec enduit blanc partiel; soif vive, nausées fréquentes sans vomissements. Le ventre est ballonné, très-sonore, partout douloureux à la pression et dans les moindres mouvements. Les douleurs se font à peine sentir spontanément quand le malade demeure immobile. La sensibilité de l'abdomen rend la respiration difficile et la toux presque impossible. On ne trouve rien à l'auscultation. La peau est chaude et sèche. Pouls, 100 à 120, régulier, fort et assez développé. Saignée de 400 grammes, 40 sangsues sur le ventre, bain prolongé. Malgré ces émissions sanguines, il n'y a pas de rémission sensible dans les symptômes. Le ventre est toujours distendu, un peu sensible. Le pouls est fréquent et développé. Nouvelle application de 40 sangsues sur le ventre, vésicatoire aux cuisses. Onctions mercurielles. Le troisième jour, le malade meurt.

Autopsie. — Chez ce malade, le péritoine contient à peine 30 grammes d'un liquide jaunâtre, glaireux plutôt que puriforme. Les intestins sont tous unis entre eux par une matière molle, d'un blanc jaunâtre, collante, mais non visqueuse, ne se laissant pas allonger par la traction, ne formant pas de fausses membranes distinctes.

Intégrité parfaite de tous les organes de l'abdomen et du bassin. Fausses membranes récentes dans les deux plèvres. Congestion sanguine des deux poumons, sans pneumonie.

L'observation III, empruntée au mémoire de M. Thirial (mémoire cité par Trousseau) (1) a été recueillie dans le service de Rayer, à la Charité. Une jeune fille de 20 ans, guérie pour la seconde fois d'une teigne faveuse, meurt en deux jours d'une péritonite suraiguë.

L'autopsie pratiquée, dans le but de trouver une perforation, ne révèle qu'une péritonite : la cause en reste inconnue.

Obs. III. — Péritonite aiguë primitive; mort, autopsie.
Thirial, Union méd., 1853, nº 83.

Le premier fait que j'eus l'occasion d'observer se passait en mai 1835. Il y avait à l'hôpital de la Charité, dans le service de M. Rayer, une jeune fille de 20 ans, forte et bien constituée, qui était affectée d'une teigne faveuse. Après avoir guéri une pre·

(1) Trousseau, Clinique, de l'Hôtel-Dieu, t. I, p. 233.

mière fois, cette maladie avait subi une récidive. Traitée par les frictions à la pommade à l'iodure de souffre, elle avait disparu de nouveau en assez peu de temps, et la jeune fille était sur le point de quitter l'hôpital, lorsque tout à coup, sans raison appréciable, elle fut prise pendant la nuit d'une douleur abdominale très-vive, avec vomissements de matières vertes foncées. Les accidents allèrent rapidement en s'aggravant, malgré les sangsues appliquées en grand nombre sur le ventre; et le deuxième jour après le début des accidents, la pauvre jeune fille succombait avec tous les signes d'une péritonite suraigüe.

L'invasion soudaine des accidents, sans que rien pût autoriser l'idée d'un empoisonnement, la nature des symptômes, et surtout la rapidité extrême de la mort, firent naturellement présumer l'existence d'une perforation intestinale.

L'autopsie fut pratiquée sous l'empire de cette idée. C'est assez dire que les précautions furent prises en conséquence. Ainsi, on commença par verser par le bout supérieur de l'intestin une notable quantité d'eau, à laquelle on fit parcourir toute la longueur du canal. Mais nulle part il ne se fit la moindre fuite. Bref, l'examen le plus attentif ne put faire découvrir aucune solution de continuité.

Le tube intestinal incisé ensuite dans toute son étendue, ne laissa voir absolument aucune espèce d'altération, si ce n'est quelques légers points rouges dans le gros intestin.

L'estomac contenait ~~une~~ assez grande quantité de liquide bilieux, porracé, pareil à celui qui formait pendant la vie la matière des vomissements: ce liqnide avait fortement verdi la membrane muqueuse, qui, d'ailleurs, était d'une bonne consistance et tout-à-fait saine. On trouva, dans la cavité de l'estomac, un lombric de près de quatre pouces de longueur.

Il importe d'ajouter qu'il n'existait dans toute l'étendue du cana intestinal aucun indice d'étranglement.

Mais, à défaut de perforation, il existait une péritonite très-manifeste, caractérisée par une injection très-vive de la membrane péritonéale, injection répandue sur une grande partie du paquet intestinal, et l'on trouve en outre une assez grande quantité de sérosité louche et floconneuse déposée dans le petit bassin.

Il n'y avait rien autre chose à noter relativement aux autres organes contenus dans l'abdomen. Seulement on constate une coloration assez vive de la membrane qui tapisse la cavité utérine, (Cette jeune fille venait d'avoir ses règles).

Obs. IV. — Péritonite aiguë; primitive; idiopathique. Mort. Autopsie (1).

Une femme, âgée de 40 ans, a été apportée à l'hôpital de la Pitié, atteinte d'une péritonite des plus intenses, ne durant que depuis peu de jours. A son entrée, elle était si souffrante qu'elle ne put donner que des renseignements fort incomplets sur son état. Au bout de huit heures elle succomba.

L'autopsie, faite avec le plus grand soin, montra l'absence de traces de contusions, de plaies, d'inflammation intestinale et utérine, ainsi que l'absence de toute perforation. Nulle part nous ne pûmes découvrir de tubercules.

L'injection du péritoine était bien vive par places et surtout bien étendue, occupant une bonne partie des faces pariétale et viscérale de la séreuse. L'épanchement purulent était abondant ; des fausses membranes jaunes et récentes recouvraient bien des portions du péritoine.

Le liquide, d'apparence purulente, ne renfermait que peu de globules de pus et passablement de cristaux ; c'étaient des prismes allongés à trois ou quatre faces et à extrémités tronquées : ils avaient de $0^{mm},0^{mm}275$ à 0,033 de longueur sur $0^{mm}11,0$ de la rgeur. Les globules étaient de véritables globules purulents, mais assez petits, de $0^{mm},0084$ à $0^{mm},012$ renfermant un à trois noyaux. Les pseudo-membranes étaient jaunes, de 2 à 5 millimètres d'épaisseur, fibreuses par places, hyalines, granuleuses et stratifiées dans d'autres, renfermant bon nombre de globules de pus, recouvertes par places de cristaux.

Malgré l'absence de toute perforation, ces divers produits d'exsudation offraient une odeur stercorale bien marquée et nauséabonde.

Les vaisseaux des parties enflammées étaient entourés d'un sérum rougeâtre, et les fibres de la séreuse, dans bien des endroits, étaient écartées, en partie même détruites; dans d'autres, adhérentes au pseudo-membranes.

(1) Lebert, Physiologie pathologique, t. I, p. 180.

Dans une place assez circonscrite du péritoine abdominal, l'injection était dense et veloutée, d'un rouge vermeil dans quelques endroits, d'un grisjaunâtre dans d'autres. A la surface deces derniers on reconnaissait des flocons minces et demi-transparents d'exsudation. Là où il n'y avait qae des ilots rougeâtres d'injection sans continuité de la rougour, Ces flocons étaient très-bien apparents et isolés les uns des autres.

Nous notons encore dans cette observation qu'il existe une péritonite des plus intenses, sans inflammation de l'intestin, sans perforation, sans lésion de l'utérus et des organes de l'abdomen, et qui permet à Lebert de la ranger sous le titre de *Péritonite idiopathique*.

L'observation V, recueillie par M. le Dr Le Dentu, professeur agrégé de la Faculté, dans le service de Grisolle, nous offre un bel exemple de péritonite spontanée, L'illustre professeur de clinique avait diagnostiqué : *péritonite par perforation de l'appendice iléo-cæcal*, titre qu'il biffa après l'autopsie. — Tous les viscères ayant été scrupuleusement examinés, il fallut bien reconnaître que l'inflammation du péritoine était primitive et l'on crut devoir la rapporter à l'action du froid.

Obs. V. — (Thèse de Leroy. Paris, 1869.) Péritonite spontanée : Mort, autopsie.

Le nommé Nicolas (Alfred), 16 ans, brossier, entre le 21 avril 1862, salle Sainte-Jeanne, n° 74.

Le malade a eu froid samedi 19, sur l'impériale d'un omnibus, en revenant de son ouvrage, s'est couché avec du malaise. Le dimanche il s'est réveillé avec une douleur excessivement vive à la fosse iliaque droite. La douleur s'est généralisée rapidement, et dès ce moment le malade a été pris de nausées, de vomissements, qui n'ont plus cessé. Il est allé une seule fois à la garde-robe dimanche.

Entrée le jeudi 21 à 4 heures à l'hôpital, 22 avril, vomissements d'un vert porracé, hoquet, constipation depuis dimanche. Le ventre est rénitent, douloureux, partout sonore, mais non ballonné.

Le malade présente au suprême degré le facies hippocratique les yeux sont excavés, les joues creuses, les pommettes saillantes, le nez n'est pas très-froid, la langue est fraîche, humide, les extrémités sont froides et cyanosées. Le pouls est à peine perceptible.

Traitement. — Vésicatoire sur le ventre ; potion avec 6 grammes d'esprit de Mendererus.

23. — Le pouls semble s'être un peu relevé ; toujours des vomissements. Le malade est un peu allé à la garde-robe dans la journée d'hier. La langue est très-sèche. Mort mercredi 23.

Autopsie. — Injection vive du péritoine, surtout du côté de la fosse iliaque droite. Les anses intestinales sont agglutinées par des fausses membranes ; un peu de sérosité purulente dans le petit bassin.

La dissection de l'appendice cæcal est faite avec grand soin, on pratique l'insufflation du cæcum et rien ne révèle l'existence d'une perforation.

On fait de même l'insufflation de l'intestin grêle, du gros intestin, de l'estomac, sans rien découvrir. On procède à l'examen de tous les viscères, de la vessie, des vésicules séminales du foie, etc. Résultat négatif.

Il faut donc conclure à l'existence d'une péritonite spontanée produite par l'action du froid ou du refroidissement.

Obs. VI. — Péritonite spontanée. Mort. Autopsie. (Communiquée à la Société de médecine de Paris, le 17 mai 1867, par M. Blachez, professeur agrégé à la Faculté de médecine, médecin des hôpitaux.

Le nommé M... (Antoine), âgé de 40 ans, charbonnier, de robuste constitution, entrée à l'Hôtel-Dieu annexe, le 21 mars 1867.

Cet homme de bonne santé antérieure, n'ayant jamais eu de maladie vénérienne, ne faisant pas d'excès alcooliques habituels, ressent, le 16 mars (probablement après une orgie) des douleurs de ventre et des frissons. Il garde le lit le dimanche, puis se relève et quoique encore souffrant il travaille encore pendant trois jours. Le 20 mars il s'alite de nouveau ; la douleur du ventre a augmenté, il a une diarrhée des plus intenses accompagnée de nausées et de rétention d'urine.

Le 21 à 11 heures du matin il se fait porter à l'hôpital; le cathétérisme est pratiqué et amène une grande quantité d'urine; on ne constate ni traces de coups, ni hernie. A 5 heures du soir, douleur vive dans le ventre, au niveau de la vessie; dyspnée intense, fièvre vive, pouls serré à 120, visage couvert de sueur. A l'auscultation rien d'anormal ni à la poitrine, ni au cœur. Intelligence nette; ventre un peu météorisé, très-douloureux au toucher dans toute son étendue. Pas de matité vésicale. Le malade accuse de violentes envies d'uriner, cependant la sonde n'amène pas d'urine. Nausées sans vomissements, pas d'ictère, bouche mauvaise.

Le 22, à huit heures du matin, vomissements vert foncé pendant la nuit, une selle noire fétide. Les vomissements persistent toute la journée et le malade succombe à cinq heures et demie du soir, malgré un traitement qui a consisté en cataplasmes laudanisés, frictions mercurielles, tisanes chaudes, et lavements purgatifs.

Autopsie le 24. — Poitrine, poumons, plèvres, cœur sains. Péritoine injecté: des fausses membranes blanches, molles, caséeuses se rencontrent entre deux anses contiguës; un pus verdâtre est répandu un peu partout, il s'accumule dans le petit bassin, peut être évalué à 230 à 300 grammes. L'appendice cæcal est libre et sain. Tous les viscères sont sains.

Le foie un peu blanchâtre à sa surface est déformé et sa couleur d'un brun rougeâtre. La rate est blanche à sa surface. La face interne des intestins ne présente aucune lésion.

A tous ces faits, nous ajouterons une observation que nous avons recueillie dans le service de notre cher et vénéré maître, M. le Dr Fauvel. Il s'agit d'une femme de 55 ans, qui mourut le onzième jour après son entrée à l'hôpital, elle présentait tous les symptômes d'une péritonite aiguë généralisée, elle était atteinte en même temps d'une diarrhée qui permettait de croire à une altération de l'intestin.

L'autopsie nous montra toutes les lésions de la péritonite, mais elle fut muette à nous en révéler la cause.

Obs. VII. — (Personnelle). Péritonite aiguë primitive ; mort ; autopsie.

Sauvet (Adèle), 55 ans, ménagère, née à Vantouzel (Nord), est entrée, le 20 novembre 1877, dans le service de M. le Dr Fauvel, à l'Hôtel-Dieu, salle Ste-Monique, n° 21.

Il est très-difficile de tirer de cette femme les moindres renseignements : elle est d'une pâleur extrême, les traits tirés, vomit continuellement des matières liquides, d'un vert foncé et se plaint de souffrir du ventre. L'abdomen, très-ballonné, fortement tendu ne peut supporter la moindre pression : la percussion détermine une sonorité tympanique dans toute l'étendue de la cavité abdominale. On trouve du gargouillement dans la fosse iliaque droite. Pas de taches sur le ventre.

Le toucher ne nous apprend rien, sinon que le point de dépar des accidents ne doit pas exister du côté de l'utérus et des annexes.

On ne peut savoir si la malade a la diarrhée : toutefois le gargouillement permet de le supposer.

Le pouls très-petit, filiforme, très-fréquent et régulier bat 136 fois par minute.

T. à 39°.

Cœur normal.

Respiration accélérée ; se faisant exclusivement aux dépens de la cage thoracique ; la paroi abdominale est presque immobile à chaque inspiration.

Langue chargée, assez humide. Gencives normales.

La malade dit qu'elle est aveugle depuis deux ans.

Urines chargées ; ne contiennent pas d'albumine.

M. Fauvel porte le diagnostic de péritonite compliquant une maladie probable de l'intestin. L'âge de la malade, le gargouillement de la fosse iliaque ne sont pas en faveur d'une inflammation primitive du péritoine, et celle-ci est tellement rare qu'on ne doit pas l'admettre.

Prenez : Glycérine laudanisée sur le ventre ; cataplasme.

10 pilules d'extrait thébaïque, de 0,01 cent. chacune, une toutes les deux heures.

Soir. La malade n'a vomi qu'une fois, elle dit qu'elle a été prise d'une diarrhée abondante les jours derniers.

P. 140, T. 39°2.

Le 22. Pas de selles depuis hier à midi. Douleur moindre. Vomissements arrêtés. Mêmes caractères du pouls. Doigts légèrement cyanosés.

P. 120, T. 37°8.

Ne donner que cinq pilules.

Soir. 38°9, P. 128.

Le 23. Ventre moins sensible ; une selle diarrhéique.

P. 128, T. 38°8.

Soir. P. 126, T. 38°8.

Le 24. Diarrhée : gargouillement dans la fosse iliaque droite, le pouls est plus faible. La langue présente de la tendance à la sécheresse. Les souffrances ont bien diminué et la malade se plaint seulement de faiblesse. Quelques nausées passagères.

P. 128, T. 38°2.

Soir. P. 128, T. 39°.

Le 25. Les vomissements reprennent. Le ventre est très-tendu, mais la douleur est presque nulle, hoquets passagers. Aphonie presque complète.

P. 120, T. 38°.

Le 26. Vomissements répétés ; diarrhée abondante. Les ongles sont plus cyanosés : les extrémités froides ; pas d'œdème des membres inférieurs. Intermittences du pouls qu'on a de la peine à trouver : rien de particulier du côté du cœur et des poumons.

La persistance de la diarrhée semble confirmer l'hypothèse d'une lésion intestinale.

P. 120, T. 38°2.

Soir. P. 128, T. 39°4.

Le 27. Langue sèche ; diarrhée incoercible, selles involontaires.

Le facies se creuse davantage, la malade ne conserve presque plus sa connaissance.

La cyanose des extrémités a augmenté.

Même état du ventre.

Pouls 140, redevenu régulier. T. 38°4.

Les jours suivants, l'état général décline de plus en plus ; les vomissements s'arrêtent ; les selles continuent d'être rendues involontairement et en grande abondance.

La malade meurt le 1er décembre.

L'autopsie pratiquée le 3 nous montre les lésions de la péritonite aiguë : les intestins sont recouverts de fausses membranes épaisses, grisâtres et glutineuses qui les font adhérer dans une bonne partie de leur étendue ; en les déroulant, on aperçoit une collection purulente dans la fosse iliaque droite autour du cæcum.

On trouve aussi du pus dans le petit bassin. Le cæcum est examiné très-soigneusement ainsi que son appendice avec la conviction qu'ils doivent présenter une altération quelle qu'elle soit : nous ne trouvons rien. La muqueuse intestinale présente quelques arborisations vasculaires au voisinage de la valvule iléo-cæcale ; quelques follicules rougeâtres disséminés dans le côlon, complètent ces lésions.

Les organes génitaux sont sains, comme le foie, la rate, etc.

Congestion des deux bases des poumons, surtout de la droite.

Le cœur est normal.

Notre but en groupant ces observations était d'établir sur une base certaine et dégagée de toute hypothèse l'existence de la péritonite aiguë spontanée. Nous exposerons maintenant plusieurs faits sur lesquels pourraient planer quelques doutes, quoiqu'il s'agisse encore d'inflammations primitives du péritoine. Trousseau, après avoir insisté sur la péritonite suraiguë qui complique la fièvre typhoïde et décrit les perforations qui en sont la la cause ordinaire, ajoute qu'il existe des péritonites dont on ne peut pas trouver le point de départ dans une lésion de l'intestin. « Dans d'autres cas, quelque attention qu'on mette à les chercher (les perforations), on ne peut en découvrir aucune trace ; bien plus, c'est à peine si l'on constate l'existence de plaques de Peyer légèrement saillantes et ne présentant pas les moindres vestiges d'inflammation ni d'ulcération. Dans ces cas, on a affaire à ces *péritonites développées spontanément,* dont mon ami le docteur Thirial a fait l'objet d'un intéressant travail communiqué à la Société de médecine des hôpitaux. » Trousseau cite à l'appui de cette assertion un fait qui s'ajoute à deux observations analogues rapportées par Jenner : ce fait est emprunté au mémoire de M. Thirial (1).

Obs. VIII. — (Thirial). Péritonite aiguë spontanée développée dans le cours d'une fièvre typhoïde.

Dans le mois d'octobre de l'année 1835, il entra dans le même service une jeune fille de 21 ans, présentant les symptômes d'une fièvre typhoïde assez bénigne. Après vingt jours environ de maladie, elle entrait en convalescence, et elle commençait à prendre quelques aliments, lorsqu'à la suite d'une impression morale très vive, résultat d'une visite qui lui rappela les souvenirs les plus pénibles, elle fut prise subitement de symptômes excessivement graves, tels que douleurs dans le ventre, vomissements bilieux, altération profonde des traits, dépression du pouls, affaissement général.

Le lendemain, M. Rayer, ainsi que les nombreux médecins qui assistaient à la visite, n'hésitèrent pas à la vue de cet ensemble de symptômes, à diagnostiquer une péritonite produite par une perforation intestinale. On appliqua immédiatement sur le ventre vingt sangsues.

Le jour suivant, on ne trouva dans l'état de la malade aucune espèce d'amélioration. Alors, d'après les résultats obtenus par M. Stokes, de Dublin, dans des cas analogues, M. Rayer crut devoir recourir aux narcotiques à haute dose, et il prescrivit en conséquence 25 centig. d'extrait thébaïque pour les vingt-quatre heures; et en même temps il recommanda l'abstinence la plus complète de boissons, et l'immobilité la plus absolue.

Malgré tous ces moyens, les vomissements persistaient toujours; la langue devint sèche, et les autres accidents ne s'amendèrent en rien. Je ferai observer seulement que la douleur du ventre, qui,

(1) Thirial, Union méd., 1853, nos 83, 84 et 85.

d'ailleurs, était assez supportable le premier jour, était devenue à peu près nulle le troisième jour, et n'était perçue par la malade que lorsqu'on venait à exercer sur l'abdomen une assez forte pression.

Les mêmes moyens furent continués, mais dans la soirée, c'est-à-dire environ soixante-douze heures après le début des premiers accidents, la malade expira.

Il est inutile de dire que l'autopsie fut faite avec un soin extrême. Bien qu'à la première vue le péritoine ne paraît pas notablement injecté, la péritonite n'en était pas pour cela moins évidente. En effet, on trouva le paquet intestinal, dans la plus grande partie de son étendue, tapissé çà et là d'une couche de lymphe plastique molle et récente. De plus, le fond du bassin contenait quatre ou cinq onces d'un liquide laiteux, de nature purulente. Le mésentère surtout était recouvert de concrétions pseudo-membraneuses plus ou moins épaisses, mais très-peu consistantes.

Le canal intestinal fut détaché avec précaution dans toute sa longueur. On eut recours à l'épreuve par l'eau, et on procéda à l'examen le plus minutieux ; mais, malgré toutes les recherches possibles, il n'y eut pas moyen de découvrir nulle part la moindre perforation, pas plus au lieu d'élection que dans toute autre portion de l'intestin.

On ouvrit ensuite le tube intestinal. Il fut trouvé parfaitement sain ; seulement, vers la fin de l'iléon, et surtout au niveau de la valvule, il y avait quatre ou cinq plaques sans saillie, mais offrant une coloration noirâtre ; c'étaient des glandes de Peyer qui avaient été malades et qui étaient arrivées à la période de résolution. Mais nulle part on ne pouvait découvrir ni ulcération, ni érosion. Les autres organes abdominaux étaient sains ; la rate se montrait petite et ferme ; le foie à l'état normal ; les poumons légèrement engoués vers leur partie postérieure.

M. Thirial insiste ensuite sur le soin très-minutieux avec lequel fut pratiquée la nécropsie, dans le but de trouver une perforation : on voit que l'intestin ne présentait d'anormales que quatre ou cinq plaques de Peyer noirâtres, qui après avoir été malades, étaient arrivées à la période de résolution. Cet auteur distingué fait remarquer qu'on avait intérêt à trouver la perforation, et qu'il n'était pas permis d'objecter que celle-ci eût pu passer inaperçue par suite de conditions anatomiques particulières, comme le prétendait M. Littré au sujet de deux faits, cités par MM. Petit et Serres. Cette complication dont M. Thirial n'avait trouvé aucune mention dans les traités classiques, que Forget, de Strasbourg, seul avait signalée, il ne put l'observer que dix ans plus tard sur deux malades qui furent atteints de péritonite dans le cours de la dothiénentérie, sans qu'il fût possible de découvrir de perforation.

Nous comprenons qu'on éprouve une certaine hésitation à regarder comme spontanées des phlegmasies suraiguës du péritoine survenant dans la convalescence de la fièvre typhoïde ; tant de faits sont répandus dans la science dans lesquels la lésion très-évidente et presque toujours la même ne permet aucun doute sur l'étiologie de ces péritonites, que l'on est en droit, en clinique, d'écarter l'exception.

M. Thirial, comme Trousseau, ne croyait pas, en affirmant la péritonite spontanée, que cette péritonite était sans cause ; tous deux au contraire ont admis l'hypothèse que les ulcérations intestinales, sans perforation, pouvaient amener à distance un travail inflammatoire sur l'enveloppe péritonéale de l'intestin. Nous avons trouvé un certain nombre d'observations pour lesquelles on pouvait invoquer cette hypothèse, mais comme la cause n'est rien moins qu'évidente, nous rangerons ces péritonites dans la classe des inflammations primitives. Chez les sujets morts de péritonite suraiguë, on trouve parfois des altérations organiques qui paraissent jouer un certain rôle dans la production des accidents ultimes : dans ces cas, on ne peut nier la prédisposition du péritoine à s'enflammer, surtout d'une façon chronique ; mais le cause prochaine reste insaisissable. Des observations nous aideront encore à établir ces considérations.

Obs. IX. — (Boyer, Bull. de la Soc. anat., 1848). Péritonite suraiguë, survenue chez un jeune homme adonné à l'ivrognerie. Hypertrophie de la membrane musculeuse de l'estomac, épaississement et état mamelonné de la muqueuse de ce viscère.

Patran (Germain), né à Arcueil, 26 ans, carrier, homme d'une complexion faible et d'une constitution détériorée, entre le 8 mars 1846, à l'hôpital Cochin, salle St-Augustin (service de M. Nonat) ; on n'a pu recueillir de ce malade aucun renseignement, et ce sont ses parents qui ont donné ceux qui suivent.

Il y a deux mois il a été pris de vomissements bilieux intenses avec coliques violentes et ictère peu prononcé. Tous ces symptômes se sont dissipés en une vingtaine de jours ; le malade s'est assez bien rétabli, on n'a pu nous dire quel traitement on a employé.

Cet homme jouissait habituellement d'une bonne santé, sans être robuste ; mais il s'adonnait fréquemment à l'ivrognerie. Lorsqu'il était pris de vin, sa figure s'altérait profondément, il lui survenait une coloration jaune de la face et des yeux. Depuis quelque temps les habitudes de boisson avaient augmenté sous l'influence de chagrins d'amour ; on le supposait adonné à la masturbation.

Le 6 mars, il a été pris subitement de violentes coliques, de vomissements continus qui l'ont forcé d'entrer à l'hôpital. On n'a pu nous dire si la veille il s'était enivré.

A la visite il se trouve dans l'état suivant : coloration jaune de la face et des sclérotiques ; la peau du tronc est aussi légèrement jaune, la figure est abattue, les traits tirés, expression de souffrance ; le ventre un peu volumineux, est tendu, très-douloureux à la moindre pression, la douleur paraît surtout vers l'épigastre et dans l'hypocondre droit. Le ventre donne un son clair dans toute sa surface.

Vomissements bilieux abondants pendant la visite; la langue un peu sèche, rouge sur ses bords, est jaune verdâtre à son centre. Il n'y a pas de garde-robes depuis le 6. Le malade a uriné sous lui, les extrémités sout froides; le pouls est petit, serré, très-fréquent. Le foie, percuté avec soin, ne paraît pas plus volumineux qu'à l'état normal. Il n'y a rien d'anormal dans la poitrine. Péritonite sur-aiguë. 25 sangsues à l'épigastre : glace en petits fragments, eau de Seltz, limonade, 2 1|2 lavements avec la décoction de graines de lin, cataplasmes émollients, diète.

Le 9. Les vomissements ont continué dans toute la journée et pendant cette nuit. Il n'y a pas eu de garde-robes. La face est plus altérée ; la coloration jaune n'a pas augmenté. Les extrémités sont toujours froides, le pouls très-serré, très-petit, à 120. Il n'y a pas d'augmentation de volume de l'abdomen, qui reste tendu et très-volumineux.

Saignées de deux palettes ; 20 sangsues sur l'épigastre; onctions mercurielles sur l'abdomen; glace, Seltz, 1|2 lavements lin, limonade, diète.

Les vomissements s'étaient arrêtés vers midi ; le malade paraissait mieux, à la visite du soir, le pouls s'était un peu relevé. Dans la nuit les vomissements sont revenus plus intenses. Ce matin le malade est très-mal, affaissé, il délire. Le ventre est plus tendu, les extrémités sont froides. Le pouls à 139 pulsations, petit, serré. Dans la journée le malade est très-agité ; il veut se lever et meurt dans la nuit.

Autopsie le 12. — Teinte jaune de tout le corps, roideur cadavérique très-prononcée. A l'ouverture de l'abdomen il s'écoule un demi-litre environ de sérosité purulente, mêlée de flocons albumineux. On trouve tous les caractères d'une péritonite générale récente. Les intestins sont unis entre eux par des fausses membranes encore molles et non organisées.

Injection par plaques des intestins très-prononcée.

Dans la partie sus-ombilicale, il y a également des traces de péritonite récente, comme sur les autres points. Mais il existe des fausses membranes anciennes parfaitement organisées, faisant adhérer entre eux le foie et l'estomac. Ces deux organes en sont recouverts et tiennent par elles au diaphragme. On a de la peine à les détruire tant elles sont solides. La rate surtout est enveloppée de ces fausses membranes anciennes; elle est volumineuse, dure, son tissu hypertrophié ressemble parfaitement à la pulpe de la betterave cuite.

Le foie ne présente pas de lésions. Il est peut-être un peu plus volumineux qu'à l'état normal. Les conduits biliaires sont libres.

L'estomac présente les lésions les plus curieuses.

Quoiqu'il contienne très-peu de liquide, il ne s'affaisse pas sur lui-même. Sa tunique séreuse semble épaissie. On l'ouvre en incisant sur la petite courbure dans toute son étendue, et nous pouvons constater qu'il offre sur tous les points un épaississement de plus de 2 centimètres. Cet épaississement est dû à l'hypertrophie de la tunique musculeuse et à l'infiltration du tissu cellulaire sous-muqueux.

La muqueuse stomacale est épaissie et mamelonnée sans ramollissement sensible. Pourtant elle est grisâtre, excepté au grand cul-de-sac, où elle offre trois plaques ecchymotiques, dont la plus grande a 2 centimètres de diamètre, le long de la grande courbure. On remarque aussi un pointillé rougeâtre peu abondant. Il n'y a pas d'ulcération de la muqueuse. Celle-ci paraît très-dense, et surtout à mesure qu'on se rapproche du pylore. On peut l'enlever par lambeaux assez considérables.

Le tissu cellulaire sous-muqueux dont les mailles sont écartées par l'infiltration dont il est le siége, offre l'aspect de la gélatine. La couche qu'il forme offre le long de la grande courbure et près du pylore une épaisseur de près de 1 centimètre et tiers, 1 centimètre et demi en certains points.

La tunique musculeuse est partout hypertrophiée, mais principalement au voisinage du pylore. A mesure qu'on se rapproche du grand cul-de-sac de l'estomac, l'épaisseur de cette membrane diminue; mais elle offre encore en cet endroit une épaisseur de deux tiers de centimètre au moins ; les fibres musculaires sont plus rouges qu'à l'état normal. Elles sont très-faciles à distinguer et à suivre ; car le tissu cellulaire inter-musculaire qui les unit offre, lui aussi, un peu d'infiltration ; mais elle est si légère qu'elle ne peut pas entrer en ligne de compte dans l'appréciation de l'hypertrophie de la musculeuse.

Les autres organes n'ont aucune altération.

Il y avait chez cet individu des lésions de péritonite ancienne : il semble donc que la séreuse était prédisposée à s'enflammer de nouveau ; mais nous ne voyons aucune cause occasionnelle dans l'état des viscères et surtout de l'estomac qui offrait un bel exemple d'hypertrophie énorme des parois. Maquet, dans son rapport, compare cette hypertrophie à celle qui survient du côté du muscle cardiaque dans la péricardite, des parois vésicales dans la cystite chronique. En admettant cette explication, nous ne trouvons rien qui puisse nous donner raison de la péritonite suraiguë, en dehors d'une cause éloignée qui nous échappe.

Aussi faisons-nous rentrer cette observation dans le cadre des péritonites aiguës primitives.

Logerais, dans sa thèse, (1) rapporte un cas dans lequel une péritonite se développa brusquement après l'action du froid et entraîna la mort : pour l'expliquer, on fit des recherches minutieuses qui amenèrent la découverte d'un petit abcès situé dans le tissu cellulaire qui entoure l'appendice cæcal et qui s'étant ouvert avait versé quelques gouttes de pus dans le péritoine. Valleix n'y voulait voir autre chose qu'une perforation. Leroy (*loc. cit.*) fait remarquer que les collections purulentes existent très-bien dans le bassin sans enflammer le péritoine d'une manière suraiguë ; il est bien plus probable d'après lui que la lésion, ayant débuté dans l'appendice par un corps étranger, avait amené une inflammation localisée du voisinage, puis l'abcès et sa rupture et enfin la péritonite mortelle. Il est parfaitement démontré aujourd'hui

(1) Paris, 1840.

qu'il peut exister des collections purulentes au niveau de l'appendice : la muqueuse intestinale n'est pas ulcérée, ni même altérée, de sorte qu'on suppose un abcès de voisinage ; cet abcès s'ouvre dans le péritoine et la mort arrive très-rapidement. Un fait de ce genre a été rapporté par notre collègue et ami Chenet dans les bulletins de la Société anatomique (1875, p. 243) : « La partie supérieure de l'appendice vermiforme s'ouvrait dans un abcès du volume d'une noix : l'appendice contenait une matière grumeleuse, argileuse ; son volume était normal. L'embouchure un peu agrandie n'était pas altérée sur ses bords ; la paroi intestinale, détruite de dehors en dedans par l'abcès, était amincie, sans que la muqueuse fût érodée. Nous n'avons trouvé nulle part de corps étrangers, ni d'ulcération en aucun point de la muqueuse intestinale. Mais, bien que nous ne possédions pas le corps du délit, il nous semble rationnel d'admettre qu'il s'est fait un abcès à l'embouchure de l'appendice vermiforme, abcès probablement dû à la rétention de matières fécales ou de corps étrangers, et dont la rupture a déterminé une péritonite généralisée. »

Ces deux observations ne nous paraissent pas devoir être interprétées dans le sens de la péritonite primitive, quoiqu'elles laissent une part notable à l'hypothèse ; nous les citons pour montrer leur contraste avec celles que nous avons exposées plus haut. Il nous suffit qu'on trouve une lésion quelconque pour écarter l'idée d'inflammation spontanée, et cette lésion, si minime qu'elle puisse être, n'a pu être découverte dans les sept ou huit autopsies que nous avons exposées.

ÉTIOLOGIE.

Parmi les causes occasionnelles les plus fréquentes de la péritonite aiguë primitive se rangent en premier lieu les traumatismes, les contusions de la paroi abdominale, les pressions ou les frottements longtemps prolongés, les efforts. MM. Béhier et Hardy ont vu deux cas indubitables de péritonites causées par des excès de coït. Les vomitifs, des purgatifs répétés, les indigestions, des écarts de régime (Dugès) ont été invoqués pour expliquer le développement des accidents. Mais une des causes qui semble primer toutes les autres, c'est l'action du froid ; au point que Leroy (thèse citée) considère toutes les péritonites spontanées comme des inflammations *a frigore*. C'est une opinion trop exclusive : nous ne l'admettons que pour les faits où cette intervention est bien démontrée. Gasc (p. 500) raconte que le général Lassalle, s'étant couché à plat ventre sur l'herbe fraîche, le corps en sueur, fut atteint d'une péritonite suraiguë. C'est presque toujours ainsi, lorsque la transpiration est abondante, que l'action du froid paraît le mieux prouvée : « il n'agit alors que s'il surprend l'organisme dans un état d'opportunité morbide ; pour être efficace il a besoin de la prédisposition...» (Jaccoud, pathol. int. t. II. p. 540.—Ces péritonites *a frigore* ont été souvent confondues avec les péritonites rhumatismales : en étudiant ces dernières nous montrerons qu'elles ont une physionomie spéciale, bien différente des phlegmasies *a frigore*. Ainsi que le fait très-bien remarquer M. Marmonier (1), le froid humide étant considéré comme cause réquente de rhumatisme, on a confondu les maladies *a frigore* avec les manifestations rhumatismales : l'analyse des faits nous montrera que cet abus de langage, tout en facilitant singulièrement leur explication, est très-éloigné de la vérité. Le froid peut amener une péritonite spontanée : péritonite *a frigore* ; il peut, en mettant en jeu la prédisposition rhumatismale, devenir le point de départ d'une variété bien tranchée, la péritonite rhumatismale. Ces deux expressions n'ont aucune synonymie, chacune traduisant des maladies dont la marche, la durée, le pronostic diffèrent presque complètement.

La suppression des sueurs, des règles, des hémorrhoïdes, consécutive au froid, à une émotion violente, la disparition brusque d'une maladie cutanée, ont quelquefois coïncidé avec l'explosion de péritonites suraiguës. Nous trouvons dans Pinel l'histoire d'une jeune fille qui, atteinte de leucorrhée, vit ce flux s'arrêter après l'immersion des pieds dans l'eau froide, pour faire place à la diarrhée et quelques jours après à une péritonite. Les règles,

(1) Marmonier fils. De la péritonite et de la pleurésie de nature rhumatismale, Lyon-Médical, 17 août 1873

toujours normales, apparurent le dixième jour de la maladie.

Observation X. — Pinel. Nosographie méd., t. I.

Une fille, âgée de 30 ans, d'une forte constitution, bien réglée et attaquée de leucorrhée depuis plusieurs mois, se refroidit subitement en plongeant ses pieds dans de l'eau froide ; aussitôt après suppression de l'écoulement, et diarrhée très-considérable qui se continue jusqu'au milieu de la nuit; alors frissons et douleurs dans l'abdomen. Le deuxième et le troisième jour, météorisme, douleurs aiguës à la partie moyenne et inférieure de l'abdomen, sentiment de chaleur brûlante dans cette cavité, constipation. Le quatrième météorisme, tension abdominale, douleurs aiguës, brûlantes et fixes, augmentant par la pression; constipation, pouls faible chaleur presque naturelle (orge, sirop de guimauve, bains tièdes), lipothymie au milieu du bain; le soir, douleurs plus vives; la nuit un peu de rémission et sueur comme les deux nuits précédentes. Le cinquième jour, la douleur s'étend jusqu'à l'épigastre ; urine peu abondante et rejetée avec douleur (fomentation émolliente). Le sixième jour au matin, même état; le soir, augmentation des symptômes (lavements émoll., infus. de tilleul avec div. de guimauve); sentiment de strangulation, froid et stupeur aux membres abdominaux, pouls très-faible. Le septième, même état, vers le soir, exacerbation avec céphalalgie, douleur de côté, rougeur de la face, pouls moins faible; la nuit, diminution de la douleur, un peu de sommeil. Le huitième, douleur moins aiguë, constipation, ardeur d'urine; après midi, exacerbation, quelques mouvements convulsifs à la face, coma vigil, douleurs abdominales moindres, néanmoins sensibilité douloureuse à la pression, léger sommeil; au réveil, cessation du délire. Le neuvième, douleur modérée, pouls faible et lent, exacerbation du soir moins forte que la veille. Le dixième au matin, même état ; une selle à midi ; légère exacerbation le soir, sommeil de plusieurs heures; apparition des menstrues pendant la nuit. Le onzième, symptômes moins intenses ;

une selle abondante provoquée par le lavement. Le douzième, augmentation du mieux-être, plusieurs selles, abcès à la grande lèvre gauche qui s'ouvre spontanément le quatorzième. Guérison complète quelques jours après.

Les péritonites consécutives à l'arrêt des règles, signalées par Boudet, par Gauché (1) ont été savamment exposées par M. le professeur Lasègue dans les *Archives* de 1867. Un fait suivi de mort est rapporté par Witthead; ce fait est signalé dans une étude que notre cher et savant maitre, M. le Dr Nicaise, a publiée dans la *Gazette médicale* de 1876 : la suppression du flux menstruel survenue brusquement après une émotion, fut l'origine d'une pelvi-péritonite, qui se généralisa quelques jours après. MM. Hardy et Béhier considèrent ces suppressions plutôt comme des circonstances que comme des causes.

Gasc, [page 501] (2) affirme que la péritonite peut être contagieuse et épidémique ; il l'a observée plusieurs fois sous cette forme dans les hôpitaux de l'armée; et à Dantzig, il put l'étudier successivement sur plus de vingt individus. D'après Pujol (3) un médecin aurait eu à traiter une de ces épidémies, dans laquelle la maladie se terminait fréquemment par de l'ascite. Lagneau (4) en a rencontré des cas à l'armée de Bruges sur des soldats et en particulier sur des nègres : il a même pu pratiquer plusieurs autopsies. Bauer (5) en parlant des faits de péri-

(1) Gauché, Archives, 1829, t. XXI, p. 277.

(2) Gasc (Loc. cit.).

(3) Pujol, Œuvres diverses de méd. prat., t. IV, p. 505.

(4) Cité par Broussais (Hist. des phlegm. chron.).

(5) Bauer, Krankheiten des Peritonaeums, in Handbuch der speciallen Path. und ther. herausgegeben, von Dr H. V. Giemssen, [Achter Band, Leipzig, 1875, p. 321.

tonite épidémique observés par Fra nk(Dict. des sc. méd.) croit que ce sont des erreurs de diagnostic.

La fréquence de la péritonite spontanée varie suivant les âges. D'après M. Gauderon (1), c'est de 5 à 12 ans qu'on l'observe le plus souvent dans l'enfance ; elle serait plus commune dans le sexe féminin ; car sur 25 observations il a noté 15 cas, appartenant à des filles, 10 à des garçons ; elle survient surtout à la suite d'un refroidissement.

La péritonite primitive de l'adulte qui nous occupe exclusivement est extrêmement rare, de sorte qu'il est difficile d'établir à quel âge elle peut se montrer de préférence. Dans la vieillesse on peut dire qu'on n'a pas l'occasion de la rencontrer. M. Durand-Fardel (2) croit cependant pouvoir considérer le cas suivant comme une péritonite primitive. Un homme de 70 ans mourut en deux jours, après avoir été pris, sans cause, de coliques, de vomissements et de constipation, le ventre étant partout très-douloureux. On trouva à l'autopsie les lésions d'une péritonite suraiguë ; une tumeur squirrheuse assez volumineuse occupait le pancréas, une partie de l'épiploon gastro-côlique et adhérait à l'estomac qui participait à la dégénérescence au niveau du petit cul-de-sac.

ANATOMIE PATHOLOGIQUE.

Les différentes lésions qui caractérisent les péritonites

(1) Thèse de Paris, 1877.

(2) Durand-Fardel, Traité prat. des malad. des vieillards, p. 741.

aiguës sont bien connues; nous n'avons rien à y ajouter en ce qui concerne la péritonite primitive.

L'inflammation du péritoine donne naissance à des fausses membranes et à un épanchement qui varie de 100 à 500 grammes. La nature du liquide épanché n'est pas la même dans tous les cas. « Ce liquide est séro-fibrineux, et il peut rester tel dans les péritonites primitives et dans celles qui sont amenées par propagation; mais, en général, il devient rapidement séro-purulent ou purulent. » Telle est l'opinion de M. le professeur Jaccoud (*Pathologie interne*, t. II) : le liquide séro-fibrineux peut accompagner la péritonite aiguë primitive ; toutefois, on rencontre plus souvent un épanchement de pus. Dans quels rapports l'ascite peut-elle exister en même temps qu'une phlegmasie aiguë de la séreuse abdominale? Pour M. Besnier (1), la péritonite aiguë, quelle qu'elle soit, ne donne pas lieu à un épanchement hydropique, mais produit des fausses membranes et du pus : cette règle, dit-il, ne supporte aucune exception. L'ascite ne saurait se montrer qu'après la chute des phénomènes d'acuité de la péritonite lorsqu'elle est sur le point de passer à l'état chronique ; l'inflammation lente et sub-aiguë préside à la transsudation d'un liquide séreux qui pourrait encore s'accumuler dans la cavité abdominale si la péritonite aiguë avait donné lieu à des brides cicatricielles entravant le cours du sang dans la veine porte. M. Besnier cite à l'appui de cette dernière assertion les faits de Barth et de Frerichs (Obs. CXIX).

(1) Dictionnaire encyclopédique des sciences médicales, article Ascite.

MM. Rillet et Barthez ont noté dans la plupart des cas aigus la présence d'un liquide floconneux ou séro-purulent; tandis qu'un épanchement séreux abondant s'est rencontré dans certaines péritonites survenues soit à la suite d'une scarlatine, soit dans le cours d'une ascite; ils croient qu'on est en droit de rapprocher des hydropisies ces faits exceptionnels, qui nous semblent appartenir plutôt à l'ascite aiguë primitive qu'à la péritonite. Nous verrons, en traitant du diagnostic, quelles difficultés peuvent se présenter pour établir la distinction entre la péritonite aiguë simple et l'ascite aiguë primitive. Au point de vue anatomo-pathologique, nous nous rallions à l'opinion de M. Besnier : « Les phlegmasies péritonéales aiguës sont souvent secondaires à l'ascite, mais ne lui donnent jamais directement naissance. » (P. 456, *loc. citat.*) Les faits publiés par Andral (V^e observ.) ne sont pour lui que des ascites aiguës fébriles ; l'inflammation du péritoine leur est totalement étrangère et c'est à ce titre seulement qu'un épanchement séreux a pu se former.

Johnson (1) rapporte à la péritonite idiopathique *a frigore* quatre cas, dans lesquels se sont produits, sans fièvre et sans douleurs, des épanchements latents dans la cavité péritonéale, qui disparurent soit par la ponction, soit par l'emploi des diurétiques. L'auteur compare ces épanchements aux pleurésies latentes, insidieuses, que l'on ne peut que soupçonner, et que révèle seul l'examen physique de la poitrine. Il suffit de jeter un

(1) G. Johnson, On cases of effusion into the Peritoneum analogous to cases of latent pleurisy, Brit. Med. Journ., n° 243, 1876.

coup d'œil sur ces faits pour reconnaître qu'ils ne rentrent pas dans la classe des péritonites aiguës; mais qu'ils cadrent parfaitement avec le tableau des ascites aiguës primitives, tel que l'ont exposé Wolff, Rillet et Barthez et M. Besnier. Les mêmes réflexions s'adressent également au travail récent de R. H. Meade (1) : des épanchements rapides dans le péritoine se sont formés sous l'influence du froid, s'accompagnant de symptômes fébriles et des caractères de la péritonite; son assertion concernant la délimitation du processus morbide à la séreuse pariétale n'est qu'une pure hypothèse.

Les observations de ces deux médecins ne viennent donc pas à l'encontre de l'opinion parfaitement fondée qui distrait de la péritonite aiguë tous les épanchements séreux de l'abdomen.

Nous ne parlerons ici des péritonites partielles que pour mention, renvoyant à la thèse de M. Gauderon (p. 38), qui les examine d'une manière complète : elles nous intéressent cependant en ce qu'elles sont assez fréquemment la suite des péritonites rhumatismales, comme l'a montré Albers (de Bonn). M. Gauderon cite plusieurs observations dans lesquelles les fausses membranes circonscrivaient de véritables poches purulentes qui faisaient saillie sous les parois abdominales; il a examiné avec soin cette terminaison par suppuration et principalement l'évacuation du pus, chez l'enfant, à

(1) R. H. Meade, On some forms of idiopathic peritonitis, Brit. Med. Journ., septembre 1876.

Revue des sciences médicales, t. IX, fasc. 2, 1877, analysé par M. le Dr A. Gouguenheim.

travers l'ombilic. Deux fois, on a noté l'issue du pus par le rectum.

Les péritonites spontanées qu'on a rencontrées dans le cours de la fièvre typhoïde ne nous ont pas offert d'altération spéciale. C'est avec un soin minutieux qu'on procèdera à l'examen du tube digestif, sachant combien il est souvent difficile de reconnaître une perforation, à tel point que Valleix affirmait que toute péritonite spontanée rentrait dans cette classe. Dans l'observation de Trousseau, les intestins étaient tapissés d'une couche de lymphe plastique, le fond du bassin contenait du pus, etc... ; le tube intestinal était sain, sauf, au voisinage de la valvule iléo-cæcale, quatre ou cinq plaques de Peyer noirâtres qui étaient à la période de résolution. On n'oubliera pas que des lésions très-minimes de l'appendice iléo-cæcal sont parfois le point de départ de petites collections purulentes, et que celles-ci peuvent devenir l'origine d'une péritonite foudroyante. Enfin l'on ne pourra conclure à l'inflammation primitive du péritoine qu'après un examen très-détaillé de tous les organes et plus particulièrement du tube intestinal.

SYMPTOMATOLOGIE.

La péritonite aiguë primitive apparaît ordinairement après quelques jours de prodrômes : les malades, tout en éprouvant du malaise, de la fatigue, des courbatures, vaquent à leurs occupations habituelles ; puis, tout à coup, éclate une douleur brusque dans le ventre, précédée le plus souvent de frissons, et s'accompagnant de nausées ou de vomissements, de constipation et de fièvre. D'autres fois, c'est en pleine santé, au milieu du sommeil le plus calme que les malades se réveillent en sursaut le corps glacé, tout tremblant, le ventre atrocement douloureux.

La douleur, partielle au début, se généralise rapidement; elle offre un maximum variable suivant les sujets, et qui change aussi sur le même individu; parfois très-supportable en l'absence des mouvements, elle devient intolérable et arrache des cris lorsqu'on pratique la palpation ou que le malade cherche à se déplacer. Le ventre est ballonné, tendu, sonore dans presque toute son étendue; les deux flancs parfois offrent un peu de matité lorsqu'il existe une certaine quantité de liquide épanché : cette quantité est toujours très-minime. Le météorisme peut cependant manquer à la première période, le ventre est alors rénitent, contracté et même aplati (Obs. I et V). Si la douleur n'est pas encore généralisée, on constate par le palper qu'il n'existe pas de tumeur, d'empâtement dans la cavité abdominale.

Les vomissements sont de règle : tantôt ils apparaissent d'emblée et deviennent rapidement verts, porracés; tantôt ils sont précédés de nausées pendant un ou deux jours : exceptionnellement, ils manquent pendant tout le cours de la maladie (Obs. X).

La langue reste fraîche et humide; ou bien dans la plupart des cas, elle se recouvre d'un enduit blanchâtre, jaune foncé, et offre rapidement de la tendance à la sécheresse; elle devient brune et se fendille.

La gorge, également sèche, présente rarement de la rougeur.

La constipation est constante et cède facilement à l'administration des purgatifs; la diarrhée la précède rarement; celle-ci ne persiste guère après les premiers jours de la maladie sauf dans des cas exceptionnels (Observ. VII).

Dès le début, le visage est animé, mais il revêt promptement une expression de souffrance et d'anxieté : les yeux enfoncés dans un cercle grisâtre, les traits tirés, les lèvres décolorées, froides, le nez effilé, glacé, donnent à la physionomie les caractères du faciès hippocratique.

La peau, chaude et sèche, sur le thorax, est froide aux extrémités. Le pouls est fréquent, petit, serré, exceptionnellement irrégulier : sa fréquence augmente vers le soir. La respiration, pénible, accélérée, se fait exclusivement aux dépens du thorax; on observe assez souvent de la toux qui augmente la douleur. L'auscultation ne dénote aucun bruit anormal dans la poitrine. Les bases des poumons ne fonctionnant plus, il en résulte une gêne dans la circulation du cœur droit. La cyanose de la face et des extrémités s'explique amplement par ces causes réunies.

La quantité des urines est diminuée : elles sont rouges, épaisses et peuvent contenir de l'albumine (Obs. XI). Leur excrétion est souvent difficile; les malades éprouvent des cuissons et des douleurs au méat; parfois il existe une rétention qui nécessite le cathétérisme.

La participation du système nerveux se traduit dès le début par la prostration, l'anxiété, la stupeur et du délire par intervalles ; dans plusieurs cas, nous voyons mentionnés une céphalalgie intense, des bourdonnements d'oreille, des troubles visuels, etc.; leur coïncidence avec la stupeur et l'abattement peut égarer le diagnostic.

La fièvre succède presque immédiatement aux frissons ; elle s'annonce par l'accélération du pouls et par l'élévation rapide de la température : celle-ci atteint parfois 40° et plus; elle présente des exacerbations vespérales de 1° environ les premiers jours et, lorsque la mort arrive, malgré l'état asphyxique, la chaleur demeure manifestement fébrile (Jaccoud).

Le type intermittent appartient à toutes les formes : on le voit nettement dessiné dans la troisième observation d'Andral concernant la péritonite. Legrand (th. citée) dans un cas de perforation consécutive à un kyste de l'ovaire vit une péritonite se développer après trois accès bien réguliers. On comprend les difficultés de diagnostic qu'offriront ces maladies à leur début.

Tels sont les phénomènes habituels de la péritonite aiguë ; nous ne les avons vus manquer dans aucune observation de péritonite primitive bien étudiée et nous leur assignons une grande valeur, car leur absence dans certaines poussées aiguës du côté de l'abdomen, qui s'accompagnent d'un épanchement rapide, nous fera diagnostiquer l'ascite aiguë primitive : or, il est bien évident pour nous qu'une bonne partie des faits de péritonite primitive se rapportent à l'ascite aiguë.

MARCHE.

Règle générale, la péritonite spontanée se termine par la mort : nos neuf observations, suivies d'autopsie, en font foi. Cette terminaison, presque toujours rapide, arrive en moyenne vers le quatrième jour ; dans le fait qui nous est personnel, la malade a succombé le douzième jour environ.

La guérison est donc exceptionnelle : elle laisse des adhérences qui entravent plus ou moins les fonctions intestinales et peuvent devenir un jour l'origine d'un étranglement interne. C'est à la période de résolution qu'on a signalé l'existence possible de l'ascite.

Dans l'observation X, la maladie s'amende rapidement après l'apparition d'un abcès de la grande lèvre gauche; dans le fait de M. Thirial (Obs. XII), il se forme une collection purulente qui s'ouvre dans l'intestin vers le neuvième jour; la convalescence arrive au dix-huitième et, un mois après le début de la péritonite, le sujet est complètement rétabli.

Le nôtre, au douzième jour, ne présentait plus de fièvre, et ce n'est guère qu'au bout d'un mois qu'il put quitter l'hôpital conservant une tympanite et quelques troubles digestifs.

Les différentes terminaisons des péritonites aiguës chez l'enfant et surtout les péritonites partielles ne rentrent pas dans notre sujet. M. Gauderon en a fait l'histoire complète : quant à leur durée, Rilliet et Barthez ont constaté qu'elle est en moyenne de trente heures chez les nouveau-nés ; cette marche foudroyante se rencontre peu dans la seconde enfance, car de 2 à

15 ans, la mort n'arrive que du cinquième au neuvième jour. Rilliet vit mourir à Genève un enfant après vingt-huit jours de maladie.

Obs. XI. — (Personnelle). Péritonite aiguë spontanée; guérison.

Delroche, âgé de 35 ans, maçon, entre à l'Hôtel-Dieu, salle Sainte Jeanne, nº 46, service de M. Fauvel, le 27 janvier 1877, dans la soirée. Comme il se plaignait de violentes douleurs de ventre, l'interne de garde est appelé et croit à un empoisonnement: le malade raconte que la veille, en quittant son chantier, il fit la rencontre d'une calèche par la portière de laquelle une femme jetait des dragées; ses camarades et lui se précipitèrent pour les ramasser; il en mangea quatre. A quatre heures et demie du matin, il se réveille en proie à des coliques très-vives; il passe la journée dans son lit, sans vomir, sans aller à la selle, mais souffrant atrocement du ventre; il se décide à entrer à l'hôpital.

A la visite du lendemain, nous notons les renseignements suivants : C'est un homme fort, bien musclé qui n'a jamais été malade; il a travaillé, il y a 10 ans, dans une fabrique de blanc de céruse, et n'a jamais présenté d'accidents saturnins : ses gencives sont en très-bon état. Il n'a pas eu la syphilis, n'a jamais éprouvé de douleurs dans les jointures, n'a jamais eu d'ictère. Les jours qui précédèrent son entrée à l'hôpital, il n'avait fait aucun excès, n'avait pas subi de refroidissement, n'avait pas reçu de coups sur le ventre.

Le malade se plaint surtout d'une vive douleur de ventre; nous constatons qu'il est tendu, ballonné dans toute son étendue, mais principalement au niveau de l'épigastre; la palpation provoque partout de la douleur; sonorité générale, à l'ombilic comme dans les fosses iliaques.

La vessie est vide: le malade a uriné.

La constipation date de deux jours; nausées, sans vomissements; langue chargée, saburrale; sécheresse et rougeur légère de la gorge.

Toux sèche, saccadée; respiration normale. Mal de tête intense, face rouge, traits tirés; facies péritonéal; pupilles normales. Pouls petit, serré, fréquent. Sueur froide aux extrémités. Température ax: 38°4.

Rien au cœur, ni dans les poumons.

On écarte bien vite l'hypothèse d'un empoisonnement. La douleur, le météorisme, la constipation, l'altération des traits indiquent qu'il existe une localisation dans la cavité de l'abdomen et que le péritoine est atteint; le mais fait capital est l'arrêt des matières. L'exploration la plus minutieuse ne peut en révéler la cause; la doulenr ne prédomine en aucun point; il n'y a rien aux anneaux.

Prescription: huile de ricin 20 grammes; lavement émollient; onctions avec de la glycérine laudanisée; cataplasme sur le ventre; julep diacodé.

Soir. même état : peau chaude. P. 96, T. ax. 39°6.

Le 29. — L'huile de ricin a amené trois selles. Céphalalgie, nausées, pas de vomissements. Langue chargée. La douleur est plus accentuée à la région hypogastrique. Urines claires, légèrement albumineuses. Pouls faible, petit, 80, T. ax. 38°.

Les signes actuels sont ceux d'une péritonite généralisée. M. Fauvel se demande s'il s'agit d'une typhlite avec péritonite concomitante; mais on trouverait une prédominance des symptômes locaux à droite. En tous cas, il n'y a pas là l'acuité des signes de la péritonite par perforation; mais plutôt le caractère de celle qui résulte d'une extension inflammatoire.

Prescription : Frictions sur le ventre avec l'onguent napolitain belladoné. Lavement avec deux cuillerées d'huile de ricin.

La belladone est donnée de préférence à l'opium à cause de la constipation antérieure et dans l'hypothèse d'un état spasmodique de l'intestin. Glace par petits fragments de temps en temps.

Soir. Le malade est couché sur le côté droit, et souffre beaucoup pour se remettre sur le dos. P. 96, T. ax. 39°6.

La douleur a beancoup diminué; elle est aussi moins généralisée; on la retrouve cependant à gauche de la ligne blanche, au-dessous de l'ombilic; la pression l'exaspère jusqu'au niveau du pli de l'aine où le malade accuse un point que le plus léger contact rend extrêmement sensible. Pas d'empâtement; sonorité exagérée sans modification à la fosse iliaque gauche. L'abdomen est toujours distendu avec prédominance du ballonnement à l'épigastre.

Le foie n'est pas gros ; la rate est normale. Miction facile. Les cuisses peuvent être fléchies facilement et sans douleur ; fatigue des reins.

Les nausées persistent sans vomissements. Plusieurs selles.

Le 30. — Vomissements verdâtres ; matières rejetées peu abondantes. Diarrhée : selles liquides, jaunâtres, contenant quelques petits grumeaux noirâtres et durs. Ventre moins douloureux. Céphalalgie disparue. P. 95; T. ax ; 38°9. *Soir*. P. 96, T. 39°6.

Le 31. — Il y a toujours prédominance de la douleur du ventre à gauche, vers le pli de l'aine ; le reste de l'abdomen est bien moins sensible.

Le météorisme est plus généralisé, l'épigastre ne forme plus une saillie distincte. Pas de taches sur le ventre.

Diarrhée très-abondante ; langue toujours chargée. Subdélire la nuit ; tremblement léger des doigts,

Le pouls présente quelques rares intermittences ; rien au cœur. P. 84, T. ax. 38°4. *Soir*. Le malade se trouve mieux et cependant la fièvre persiste. P. 92, T. ax. 39.

1er février. Langue saburrale ; diarrhée ; météorisme ; pas de vomissements, abaissement de la température et du pouls. P. 76, T. ax. 37°8. Continuer les pilules. *Soir*. Faiblesse ; a mangé des biscuits pendant la visite des malades ; rien de nouveau comme état local. P. 80, T. ax. 38.

Le 2. Forte diarrhée : selles liquides. Ventre moins tendu. Langue pâteuse ; les nausées ont disparu. Sueurs profuses. P. 76, T. ax 37°8. Prescription : supprimer la belladone et donner 10 pilules de 0,01 centigramme d'extrait thébaïque, de 2 en 2 heures. Continuer les onctions. — *Soir*. Le ventre est plus ballonné ; pas de selles dans la journée. Vers midi, difficulté pour uriner, douleur au méat et vers le bulbe de l'urèthre. Eruption des vésicules sous le cataplasme. Gencives sensibles. un peu gonflées. P. 84, T. ax 39°2, ascension fébrile.

Le 3. Nausées, une selle dans la nuit ; sueurs abondantes dès le soir.

Suspendre les onctions mercurielles. Collutoire au chlorate de potasse. 5 pilules d'extrait thébaïque ; glycérine laudanisée et cataplasme sur le ventre. Un peu de glace si les nausées ne cessent pas. P. 96. T. a. 37°9. — *Soir*. P. 88. T. a. 39°2.

Le 4. Amélioration. P. 78. T. a. 37°6. — *Soir*. P. 88. T. a. 39°.

Le 5. Douleurs vives en allant à la garde-robe; selles épaisses, jaunes; ne souffre pas au fondement. Pas de vomissements ni de nausées. Fièvre tombée. P. 80. T. a. 37°8. Continuer les pilules; lavement émollient. — *Soir*. P. 84. T. a. 38°4.

Le 6. L'amélioration continue; le malade demande à manger. Il est toujours faible. Le ventre est encore sensible par moments, mais la douleur a disparu. P. 80. T. a. 37°2. — *Soir*. P. 80. T. a. 37°4.

Le 7. P. 72. T. a. 37°. — *Soir*. P. 80. T. a. 37°6.

Le 8. P. 76. T. a. 36°8.

Les jours suivants, la fièvre ne s'est plus montrée ; mais le ventre reste tendu, et par moments il faut favoriser les évacuations intestinales.

Le 27. L'épigastre est plus saillant que le reste de l'abdomen; quelques nausées. Selles normales. Huile de ricin 20 grammes.

1er Mars. — 2 selles par la purgation. Sensibilité de l'épigastre, pas de douleurs, ni de coliques. Rejet par l'anus d'une grande quantité de gaz. Le malade se trouve un peu dégonflé. — Prescription: 2 paquets de magnésie de 0,50 centigrammes un peu avant de manger. Huile de jusquiame en onctions sur le ventre. Lait en place de vin.

Le 2. Pas de selles hier; bon état général. Appétit.

Le 3. La tension du ventre diminue; le malade prend de la mine et se promène dans la salle.

Le 5. Les selles se sont régularisées depuis deux jours. Douleurs épigastriques cette nuit. Un peu d'eczéma sous les bourses.

Le 6. On supprime le lait.

Le 11. Quelques douleurs du ventre; selles normales. Cataplasmes ; repos, diminuer l'alimentation.

Le 13. Diarrhée, 4 selles ; les douleurs ont disparu. Appétit.

Le 14. On constate la présence d'une faible quantité de liquide dans le péritoine. Les doigts s'hyppocratisent.

Les poumons sont toujours en excellent état.

Depuis ce jour, le ballonnement du ventre diminue d'une manière très-peu sensible ; l'état général continue de s'améliorer ; les selles sont plus régulières; mais les digestions sont de temps en temps difficiles ; les aliments passent bien, mais quelques heures après le repas, à certains jours, le ventre est plus tendu ; puis tout rentre dans l'ordre.

Cet homme part pour Vincennes, conservant le ventre gros.

Obs. XII. — (Dr Heymann). Péritonite aiguë spontanée ; guérison. Gaz des hôp., 1866, n° 62.

Madame X..., habite Montpellier, où son mari est en garnison depuis deux ans. Elle est âgée de 46 ans. Constitution robuste ; tempérament lymphatico-sanguin ; n'a jamais eu de maladie grave. Jusqu'à ce jour, elle a toujours été bien réglée, sans éprouver d'indisposition aux époques menstruelles.

Elle n'a jamais éprouvé la moindre douleur, la plus petite gêne dans la marche, et jouissait d'une parfaite santé le 23 février 1866. Ce jour elle avait du monde à dîner. Après avoir fait les honneurs de la soirée, elle se couche vers minuit n'étant nullement incommodée.

Elle se réveille tout à coup, pendant la nuit, avec une crampe dans la cuisse gauche; se lève aussitôt, se promène pieds-nus sur les dalles de son appartement, pour s'étirer et se donner du mouvement dans le but de faire passer cette crampe.

A peine recouchée, elle eut des frissons, des claquements de dents, ne put se réchauffer toute la nuit, et le lendemain, se croyant courbaturée, menacée d'une grippe, elle me fit appeler vers le soir.

Je trouvai la malade assise dans un fauteuil, se plaignant de légères douleurs des jambes et du ventre, son pouls était normal, la langue un peu chargée. Je l'engageai à se tenir chaudement et à faire des fomentations émollientes sur le ventre. Diète, tisane mucilagineuse.

Le lendemain 27, la scène avait changé. Décubitus dorsal. Le ventre est tellement douloureux que les fomentations sont intolérables, les couvertures du lit ne peuvent être supportées.

La palpation est impraticable tant on éveille de douleurs au plus léger contact. Cependant on peut constater que le siége de la douleur comprend la partie du ventre située sous l'ombilic. Le côté droit est plus douloureux que le côté gauche.

Le ventre est fortement ballonné. Le météorisme est plus prononcé à droite. Le pouls est petit, fréquent, 110 à 115.

La peau est sèche, la langue blanche, sèche, fendillée, avec un liséré rouge aux bords; la figure exprime une violente souffrance et présente un facies caractéristique. Le moindre mouvement fait pousser des cris à la malade.

Nausées, vomissements, constipation. Il n'y a rien du côté de la poitrine. Pas de douleurs lombaires.

Je diagnostique une péritonite aiguë spontanée et partielle, et je fais couvrir le ventre de sangsues, à huit heures du matin. En même temps, huile de ricin, 30 grammes. Le sang coule jusque vers trois heures de l'après-midi; frictions d'onguent mercuriel double à 10 grammes, répétées le soir; fomentations laudanisées. sur le ventre. Diète absolue, boissons mucilagineuses.

Le 28 février, diminution notable du pouls, qui est tombé à 88. Les vomissements ont cessé, la douleur est moins intense. Trois frictions à 10 grammes chacune.

1er Mars. La douleur a sensiblement diminué à gauche, mais persiste à droite avec la même intensité. La peau est sèche et brûlante. La nuit a été très-mauvaise, la malade a beaucoup déliré. Dans la journée, elle a quelques frissons, somnolence, hallucinations, délire, pouls 84 à 88, faiblesse générale extrême.

M. le Dr Bonino médecin major au 64e de ligne, voit la malade depuis la veille. Ces phénomènes alarmants nous engagent à nous entourer des lumières de M. le professeur Dumas.

A la suite de la consultation qui a eu lieu à 8 heures du soir, on fait une nouvelle application de sangsues.

On continue les frictions à la dose de 4 grammes toutes les deux heures. Potion avec ipéca, 2,50; une cuillerée toutes les deux ou trois heures; fomentations émollientes laudanisées.

Le 2 mars, les phénomènes cérébraux ont disparu; la malade est très-faible, du reste même état, continuation du traitement.

Le 4, amélioration notable, l'examen devient plus praticable, le ventre étant beaucoup moins douloureux. A gauche, la douleur a disparu, mais elle est localisée à la fosse iliaque droite et à l'hypogastre. Encore faut-il toucher très-profondément pour la développer; aux points où l'on développe de la douleur, on trouve sous les doigts un peu d'empâtement du tissu cellulaire sous-péritonéal.

Le 5, même état ; selles liquides nombreuses, apparition des règles à leur époque ou à un ou deux jours près. La malade se plaint d'une cuisson au fondement pendant la défécation. On supprime les frictions.

Le 6, la malade se plaint beaucoup de la douleur du fondement; les règles coulent avec abondance.

Pas de changement jusqu'au 8.

Le 8, la douleur du fondement est très-forte. Le toucher rectal donne un résultat négatif. La muqueuse paraît lisse et saine aussi haut que le doigt peut atteindre. On ne fait naître aucune douleur en comprimant le corps de l'utérus.

La facilité avec laquelle on arrive à cet organe, prouve qu'il n'y a aucune collection dans le cul-de-sac postérieur ; même traitement, on supprime l'ipéca. Dans la nuit surviennent des selles fréquentes, naturelles d'abord, puis mélangées d'un liquide semblable à du blanc d'œuf, et enfin, à quatre heures du matin une selle blanchâtre, sans matière fécale, et immédiatement après une rémission dans tous les symptômes avec un sentiment de bien être général.

Le 9, l'aspect de cette selle ne laisse aucun doute sur sa nature, c'est du pus, environ un quart de litre.

L'examen au microscope fait voir du pus mélangé de mucus.

La fosse iliaque est à peine endolorie ; l'empâtement a disparu ; pouls normal, La stomatite mercurielle se déclare ; sensibilité exagérée des gencives ; difficulté d'ouvrir la bouche. Repos absolu, lavements émollients, cataplasmes, potages, frictions avec la teinture de quinquina, gargarismes émollients alternant avec un gargarisme au chlorate de potasse, 5 grammes pour 250.

Du 10 au 14, l'amélioration fait des progrès. Les selles sont toujours liquides et renferment du pus. La stomatite augmente et gêne beaucoup la malade.

Potages, vins généreux, potion avec extrait de quinquina, 8 à 10 pastilles de chlorate de potasse.

Le 16, la stomatite diminue, la langue est nettoyée, l'appétit arrive, les selles sont moulées, plus de pus. Aliments légers.

Le 18, la malade est en pleine convalescence.

Le 1er avril, la malade est rétablie et peut vaquer à ses occupations habituelles.

Péritonites rhumatismales. — Un certain nombre de péritonites spontanées doivent-elles être considérées comme l'expression de la diathèse rhumatismale ? Dans quels cas l'inflammation primitive du péritoine peut-elle, cliniquement, être rapportée au rhumatisme ? Ce sont là deux questions bien difficiles à éclairer. L'étude des observations publiées sous le titre de péritonite rhumatismale et de quelques rares travaux sur ce sujet, nous a conduit à exposer les considérations qui vont suivre.

La péritonite rhumatismale peut être généralisée ; c'est la forme la plus rare ; voici dans quelles conditions elle se présente. Dans le cours d'une attaque de rhumatisme articulaire aigu, la péritonite se déclare au même titre que d'autres complications viscérales ; toutefois elle se montre surtout au moment de la disparition subite ou rapide d'une localisation rhumatismale, et particulièrement de la fluxion articulaire. Un des faits les plus intéressants à étudier, a été publié par M. H. Martin (1); il s'agit d'un malade chez lequel, pendant neuf ans, on a pu suivre la marche de la diathèse rhumatismale. Pendant la période comprise entre 1863-72, il présenta les accidents suivants :

Rhumatisme articulaire aigu		1863
Péricardite		1864
Rhumatisme musculaire		1867
Nouvelle péricardite		1869
Rhumatisme articulaire		1870
— cérébral		1870
— pré-abdominal	mars	1872
— erratique	de mars à octobre	1872
Péritonite		

(1) Gaz. des hôp., 1873, p. 276.

Cette dernière manifestation, qui emporta le malade en deux jours, eut un début foudroyant, après que les douleurs articulaires venaient de s'effacer : « L'étiologie ne fit pas de doute pour moi.... Comme toujours chez mon malade, lorsqu'avait apparu une manifestation prédominante de la diathèse, les manifestations secondaires avaient disparu : à ce moment, il n'y avait, en effet, plus de traces des douleurs articulaires. » M. Martin fait en outre observer que l'attaque de rhumatisme cérébral avait coïncidé avec la cessation des autres symptômes diathésiques.

Andral (1) rapporte un fait où la péritonite généralisée débute d'une manière soudaine après la suppression des phénomènes douloureux dans les articulations.

D'autres fois, la péritonite se déclare sans que les autres manifestations rhumatismales s'arrêtent; elles subsistent avec le cortége des symptômes qui leur sont propres, et la péritonite s'ajoute à ce tableau en évoluant d'une manière distincte. Dans l'observation de M. Blachez (2), pendant le cours d'un rhumatisme, avec endopéricardite et pleurésie, la malade est prise d'une péritonite et meurt d'accidents cérébraux.

M. Marmonnier fils (3) expose l'histoire d'une femme de 46 ans, qui, pendant l'évolution d'un rhumatisme polyarticulaire aigu, fut atteinte d'une péritonite rhumatismale; les douleurs persistèrent; mais la péritonite disparut au bout de cinq jours, pour faire place à

(1) Clin. méd., t. II, p. 505.
(2) Blachez, Du rhumatisme viscéral, Gaz. hebd., 1874, n° 32.
(3) Marmonier fils, loc. citat.

une pneumonie dont la résolution fut aussi rapide. La malade guérit.

La péritonite se développe également sans qu'on ait observé de phénomènes articulaires, mais comme dans les faits précédents, il est facile de saisir le lien qui rattache ces affections à la diathèse rhumatismale. Dans un fait de Desplats (1), un forgeron de 31 ans était atteint d'un rhumatisme musculaire avec fièvre, sans localisation viscérale; il fut atteint d'une péritonite mortelle qui l'emporta en 14 jours.

M. Sterney (2) rapporte l'observation d'un jeune homme chez lequel les jointures restant indemnes de tout phénomène morbide, plusieurs séreuses, le péritoine entre autres, furent atteintes.

L'inflammation du péritoine précède plus rarement les autres affections rhumatismales. Chez un malade suivi par M. le professeur Chauffard (3), la péritonite rhumatismale céda très-rapidement pour faire place au bout de 6 jours à un rhumatisme articulaire aigu, et disparut sans laisser de traces.

M. Peter (4) vit se déclarer une péritonite rhumatismale chez un homme qui n'avait pas eu jusque-là de manifestations rhumatismales; plus tard il éprouva des douleurs articulaires, des hémorrhoïdes et de la calvitie précoce.

(1) Desplats, De la péritonite rhumatismale, Union médicale 1873, n° 89 et suiv.).

(2) Sterney, Gaz. des hôp., 1866.

(3) Chauffard, Etude clinique sur la constitution médicale de 1862, Archives gén. de méd., 1863, t. I, p. 660.

(4) Peter, Gaz. des hôp., 1873, p. 301.

Monneret constate également qu'elle peut arriver d'emblée, avant les manifestations articulaires du rhumatisme. La filiation des accidents, la marche de la péritonite, permettent encore dans ces cas de la regarder comme la première localisation du rhumatisme. Il semble facile dès lors d'admettre l'hypothèse d'une péritonite de nature rhumatismale, existant seule et évoluant en un mot sans être précédée ou suivie de phénomènes morbides en rapport avec la diathèse rhumatismale. M. Desplats le croit; se fondant sur ce fait, que des pleurésies, des péricardites font à elles seules une attaque de rhumatisme, il admet par analogie que les péritonites *a frigore* sont rhumatismales. Nous ne saurions partager cette opinion : la péritonite rhumatismale est très-rare comme manifestation du rhumatisme; or, parmi les inflammations du péritoine, le plus grand nombre coïncide avec des symptômes nets d'affections rhumatismales, articulaires ou autres; de plus, nous ne connaissons que deux cas authentiques de péritonite marquant l'explosion de la diathèse (Peter, Chauffard); ils forment donc l'infime exception. Reste donc une place des plus restreintes pour la péritonite isolée, seul accident du rhumatisme; tandis que la péritonite *a frigore* est mieux connue, plus fréquente, et n'affecte pas les mêmes allures. Nous écartons donc l'hypothèse de la péritonite isolée rhumatismale au point de vue clinique : c'est une exception dans l'exception même. Ainsi, la péritonite aiguë généralisée d'origine rhumatismale peut succéder à des phénomènes rhumatismaux variés, coïncider avec ces phénomènes, ou se présenter seule pour être suivie à plus ou moins bref délai d'accidents qui ne laissent aucun doute sur la diathèse. Aussi croyons-nous qu'il est bon d'établir parmi les péritonites aiguës primitives plusieurs catégories, et qu'on ne doit pas appliquer à tort et à travers l'épithète de rhumatismales aux péritonites spontanées proprement dites.

En raisonnant comme on doit le faire, au lit du malade, en écartant les faits rares, il faut éliminer la péritonite rhumatismale isolée, à moins qu'elle n'offre dans son évolution des caractères tellement tranchés de mobilité, de marche, etc., qu'il soit impossible de la méconnaître; pour nous, il ne nous a pas été donné d'en trouver une seule observation authentique. M. Berthe (1), met sur le même pied la péritonite et la pleurésie rhumatismales; mais dans les deux observations qui lui sont personnelles le rhumatisme n'existe que dans la pensée de l'auteur; les autres rentrent dans le cadre des inflammations spontanées, essentielles. C'est précisément cet abus d'une expression que nous croyons devoir combattre, car en lisant les observations consignées dans ce mémoire, nous avons le droit de nous étonner des conclusions, que peut entraîner la recherche des hypothèses en dehors de l'interprétation stricte des faits. Plusieurs cas ne sont que des ascites aiguës d'origine rhumatismale; la première observation a trait à un soldat de 25 ans, qui est constipé depuis douze jours; il entre à l'hôpital avec un ensemble de symptômes qui peuvent faire croire à une maladie intestinale; il se forme un épanchement abdominal, puis

(1) Berthe. Thèse de Montpellier. 1869.

les deux plèvres sont atteintes et le malade guérit. Cet homme n'éprouvait presque pas de douleurs, n'avait pas de vomissements. Nous ne pouvons voir dans ce fait autre chose qu'une ascite aiguë, en écartant toutefois la cause de la constipation qui est passée sous silence.

La seconde observation porte comme titre : *Anasarque essentielle. Epanchement dans les plèvres, le péricarde, le péritoine, les jambes. Guérison.* Ici le fait n'est pas douteux ; il n'y a pas eu de péritonite, mais épanchement abdominal non inflammatoire.

Du reste, M. Berthe ne distingue pas entre la péritonite spontanée et la péritonite rhumatismale : l'école de Montpellier, dit-il (p. 32, *loc. cit.*), admet que l'affection rhumatismale se localise sur la plèvre et sur le péritoine aussi bien que sur les diverses articulations, et y détermine des épanchements analogues. Nous pouvons accepter cet aphorisme sous deux conditions : la première c'est que la localisation sur le péritoine est exceptionnelle et de beaucoup la plus rare ; la seconde, c'est que l'épanchement ascitique n'a rien à voir avec la péritonite aiguë pendant sa période d'acuité.

Une forme plus rare de péritonite rhumatismale s'observe quelquefois chez les femmes ; elle a été décrite par M. le professeur Chauffard (1). Il s'agissait de pelvi-péritonites avec tumeur bien limitée et dont une douzaine de femmes furent atteintes, à une époque où il existait un grand nombre de rhumatismes articulaires dans le service. Dans un seul cas, la pelvi-péritonite coïncidait avec des douleurs des genoux et des pieds.

(1) Chauffard. Loc. cit.

M. Lemoine (1) les considère comme la forme la plus fréquente de la péritonite rhumatismale, et rapporte un certain nombre d'observations recueillies dans le service de M. Chauffard. Voici les motifs sur lesquels reposait le diagnostic :

1° la constitution médicale régnante était rhumatismale, avec coïncidence d'affections viscérales ;

2° les malades étaient exposés au froid, à la fatigue, aux privations ;

3° la maladie présentait une marche aiguë, puis une terminaison franche ;

4° enfin, dans un cas, la coïncidence des douleurs articulaires permit de confirmer le diagnostic.

M. Gueneau de Mussy (2) cite un fait de pelvi-métrite assez analogue aux cas de M. Chauffard. Le savant médecin de l'Hôtel-Dieu dit avoir observé quelques faits qui peuvent être interprétés dans le sens de cette opinion. Une malade portant les indices d'une disposition arthritique, et ayant une métrite catarrhale, vit ses règles s'arrêter à la suite d'un refroidissement ; une pleurésie se déclare, diaphragmatique d'abord, puis costale. Au moment où la pleurésie avait disparu, s'était développée une pelvi-métrite. M. Gueneau de Mussy ajoute : « Sans doute, la nature rhumatismale de cette maladie n'est pas démontrée; mais cette phlegmasie succédant à un refroidissement, le déplacement rapide du travail inflammatoire chez une femme de constitution

(1) Lemoine, th. Paris, 1869.

(2) Clin. méd. de l'Hôtel-Dieu, t. II, p. 457.

arthritique, prêtaient quelque vraisemblance à cette interprétation. »

Nous croyons que l'existence d'une pelvi-péritonite d'origine rhumatismale, en l'absence d'accidents rhumatismaux, dominée exclusivement par les trois premières conditions étiologiques invoquées par M. le professeur Chauffard, sera très-difficile à démontrer; il serait à désirer qu'on pût apporter à l'appui des observations aussi concluantes que celle, par exemple, où l'on voit les poussées articulaires alterner avec les reprises de péritonite; autrement, on pourra toujours se demander s'il n'y avait pas, dans les organes du petit bassin, quelque lésion dont la péritonite n'était qu'une suite plus ou moins lointaine. Du reste, les faits que nous avons compulsés nous ont montré que, dans le cours du rhumatisme, la péritonite généralisée était la forme habituelle chez l'homme comme chez la femme; la localisation de l'inflammation dans le petit bassin doit donc reconnaître des causes spéciales qui imposent au diagnostic une réserve d'autant plus grande, que les causes sont multiples à l'époque de l'activité de la vie de la femme; que le rhumatisme se déclare pendant qu'une de ces causes est en puissance, la péritonite partielle pourra revêtir des allures particulières, mais elle ne dépendra pas du rhumatisme : sans la diathèse, elle se serait également développée.

En dehors des pelvi-péritonites, les inflammations partielles d'origine rhumatismale n'ont pas été reconnues pendant la vie, chez l'adulte. Leurs symptômes se sont effacés devant ceux d'autres localisations viscérales, comme on le voit dans une observation de M. le Dr Hérard (1) et publiée sous ce titre : *Rhumatisme articulaire. Endocardite ulcéreuse. Péritonite lacalisée. Néo-membranes de la dure-mère.*

Chez l'enfant, les péritonites partielles sont plus souvent en rapport avec le rhumatisme, comme l'a montré Albers (de Bonn), dans un travail sur la péritonite idiopathique localisée (2); elles peuvent donner lieu à des poches purulentes qui se présentent sous la forme de tumeurs ombilicales, parfaitement étudiées par M. Gauderon ; chez deux malades, ces collections, au lieu de se porter vers l'extérieur, se sont vidées par le rectum (*loc.. cit.*, p. 45).

Enfin, la péritonite rhumatismale peut être latente, qu'elle soit partielle ou générale. Le fait de M. Hérard appartient à la première variété ; nous citerons comme se rapportant à la seconde, une observation de M. Leudet : chez un sujet mort à la suite d'un rhumatisme articulaire aigu, l'autopsie révéla l'existence d'une péritonite purulente, qui ne s'était traduite par aucun symptôme (3).

Notre but dans cette étude des conditions pathogéniques de la péritonite rhumatismale, était d'en établir suffisamment les caractères principaux pour lui faire une place à part, à côté des autres péritonites primitives. Nous n'insisterons pas sur son appareil symptomatique qui ne diffère pas de celui des autres péritonites aiguës ; en traitant du diagnostic, nous montrerons que sa marche et sa durée présentent une allure spéciale qu'explique la diathèse dont elle procède.

(1) Société méd. des hôpitaux, 10 mai 1865.

(2) Albers (de Bonn), Deutsche Klinik, 1862, p. 289.

(3) Besnier, Art. Rhumatisme, du Dict. encycl. de sc. méd., p. 604

La lecture des observations nous montre une particularité très-importante touchant la terminaison de ces péritonites ; elles peuvent être, en effet, bénignes ou graves : ce dernier cas est l'exception. Dans toutes les monographies, on cite l'observation d'Andral, comme un exemple de péritonite rhumatismale mortelle. Nous pensons avec M. Besnier, que le fait est très-douteux. Le malade d'Andral était atteint d'une affection ancienne des voies urinaires ; un kyste séreux s'était développé dans les parois du côlon ascendant : « Le sommet de la vessie était surmonté d'une vaste poche ovoïde qui, se prolongeant derrière le paquet des intestins grèles, adhérait par son extrémité supérieure avec la troisième portion du duodénum, etc.. (1) » Nous ne connaissons que trois cas de mort occasionnée par la péritonite ; l'un de M. Guibout (la mort survient en trente-six heures) ; le second de M. le professeur Chauffard : le malade succomba le quatorzième jour de sa péritonite ; le troisième, du Dr Martin ; la péritonite dura deux jours ; ce dernier malade était épuisé par la diathèse.

Il existe encore deux observations de péritonite rhumatismale avec terminaison mortelle ; l'une d'elles mentionne que le malade a succombé à des accidents cérébraux (observation de M. Blachez) ; l'autre se rapporte à une ascite rhumatismale (obs. du Dr Morin). (2).

M. Desplats (*loc. cit.*) compare ces phlegmasies graves du péritoine au rhumatisme cérébral. Il semble, dit-il, que cette nouvelle localisation morbide ne soit pas liée à

(1) Besnier, p. 603.
(2) Morin, gaz. des hôpitaux, 1873, p. 414.

l'évolution même de la maladie, mais vienne la clore, puisque depuis le moment où elle se montre, jusqu'à la mort, ce n'est plus à un rhumatisme qu'on a affaire, mais à une péritonite aiguë.

La péritonite rhumatismale est donc exceptionnellement mortelle ; le plus souvent elle disparaît avec rapidité en ne laissant aucune trace, ou bien en donnant lieu à de l'ascite ou à des brides cicatricielles qui entravent plus ou moins les fonctions intestinales, etc.

DIAGNOSTIC.

Nous n'avons pas à tracer ici le diagnostic de la péritonite aiguë primitive avec toutes les maladies qui peuvent la simuler. Nous nous bornerons à examiner quelles sont les affections avec laquelle on la confond le plus souvent. Un malade est atteint brusquement, en pleine santé, d'une douleur violente de l'abdomen, et de frissons ; ce malade a la fièvre, la face grippée ; son pouls est petit, serré, concentré ; depuis quelques jours, il vomit et ne va pas à la selle. Le ventre, uniformément météorisé, est douloureux dans toute son étendue.

La constipation opiniâtre, les vomissements, le météorisme font songer aussitôt à un arrêt des matières dans l'intestin, et l'on recherche avec soin s'il ne s'agit pas d'un étranglement interne : on explore les anneaux, on cherche à provoquer une douleur localisée si la palpation n'est pas trop douloureuse ; enfin l'on interroge les symptômes généraux.

Ce diagnostic offre un double intérêt, car il pourrait

y avoir actuellement un étranglement, simulant la péritonite ou une péritonite compliquant l'étranglement. L'iléus n'est pas précédé de frissons et ne s'accompagne pas de fièvre ; la température est normale ou descend au-dessous de la normale. Dans la péritonite aiguë, la température peut s'abaisser à la périphérie par suite de la cyanose et de la gêne respiratoire ; mais le thermomètre, placé sous l'aisselle, s'élève à 39 et 40 degrés. L'iléus offre de plus des caractères de grande valeur ; les vomissements fécaloïdes et le météorisme partiel, les contractions de l'intestin qui se dessine sous la paroi abdominale, etc.

L'emploi des purgatifs amène des selles, les phénomènes s'amendent; ou l'arrêt persiste et le malade décline rapidement. Dans la péritonite les purgatifs débarrassent l'intestin ; mais les évacuations ne suspendent pas l'évolution de la maladie.

Si l'inflammation du péritoine est consécutive à l'obstacle au cours des matières, celui-ci se dénote encore par la nature des vomissements, par l'opiniâtreté de la constipation, par la rapidité avec laquelle le facies du malade revêt l'empreinte cholériforme. Dans notre observation XI, on pouvait croire au début à cette relation des deux affections ; mais l'efficacité des purgatifs dissipa les doutes au bout de plusieurs jours.

Au début, les symptômes sont moins tranchés : les frissons, la fièvre, le météorisme font songer à la fièvre typhoïde ; mais celle-ci ne s'accompagne pas, à sa première période d'une douleur aussi vive. Cette douleur, lorsqu'elle existe, se localise généralement à la fosse iliaque droite, où l'on trouve du gargouillement. La constipation se rencontre par exception dans la fièvre typhoïde, quoique dans l'épidémie de 1876, nous ayons observé, dans le service de M. le Dr Fauvel, un certain nombre de malades qui, non-seulement étaient constipés au commencement, mais dont l'intestin restait paresseux pendant tout le cours de la dothiénentérie. La stupeur, les épistaxis, les bourdonnements d'oreille, ne sont pas signalés d'habitude dans la péritonite. Au bout de quelques jours, la maladie est bien constituée : il n'y a pas de vomissements, ou c'est un fait rare; la présence des taches rosées sur le ventre, le gonflement de la rate, les caractères fournis par le pouls et la température, la bronchite ordinaire lèveront toute hésitation à cet égard.

On peut songer aussi à une entérite ; mais si les selles sont fréquentes, il n'y a pas de vomissements ; le ventre n'est pas douloureux à la pression, ou bien cette douleur est partielle. Il y a des coliques qui se calment par les évacuations. La fièvre est moins vive : le facies n'est pas aussi altéré ; le pouls n'est pas petit, resserré comme dans la péritonite, etc.

La pérityphlite débute d'une façon insidieuse, et lorsqu'elle est bien déclarée, les malades accusent une douleur fixe, profonde dans la fosse iliaque droite ; on perçoit une sensation d'empâtement, et parfois on limite une tuméfaction qui représente la figure du cæcum; le doigt qui percute éprouve une certaine résistance, et détermine un son obscur, etc.; la fièvre est modérée, les symptômes généraux offrent une bénignité relative; il n'y a pas de vomissements. Le météorisme n'atteint pas le degré de celui de la péritonite.

C'est également par l'étude attentive des signes locaux qu'on écartera l'hypothèse d'un phlegmon iliaque, d'une psoïtis, etc., et l'examen sera d'autant plus minutieux et plus suivi, que, même avec la certitude de l'existence d'une péritonite, on devra supposer qu'il existe en un point de l'abdomen une cause organique à cette inflammation de la séreuse.

Le rhumatisme des parois abdominales provoque des douleurs qu'exaspèrent les contractions musculaires, qui se calment par le repos et que n'augmente pas la pression ; celle-ci les diminue quelquefois. L'absence de météorisme, de vomissements, de fièvre, complètent le diagnostic.

La péritonite aiguë est bien constatée; on doit en chercher la cause, et ce n'est qu'après un examen minutieux de tous les organes, après un interrogatoire très-complet touchant les commémoratifs, qu'on pourra se demander si l'on a affaire à une péritonite primitive. Il faudra tenir compte de l'âge des malades, et chercher si l'on n'est pas en face d'une de ces péritonites ultimes qui sont la terminaison d'une affection tuberculeuse ou cancéreuse du péritoine. Des lésions organiques restant latentes provoquent une inflammation suraiguë qui met fin aux jours du malade. Aussi, la réserve doit-elle être excessive, lorsqu'il s'agit de se prononcer chez des sujets ayant dépassé la quarantaine, et en particulier chez les femmes. Cette forme est la plus rare, et souvent ne peut recevoir d'affirmation décisive qu'après une autopsie très-minutieuse. Toutefois la santé parfaite qui précédait la maladie, son début brusque, la constatation, plusieurs fois répétée de l'intégrité des organes que tapisse le péritoine, peuvent faire supposer qu'il s'agit d'une phlegmasie idiopathique; mais auparavant, il faut s'assurer qu'il n'y a pas eu de perforation.

Valleix prétendait que toutes les péritonites dites primitives étaient sous la dépendance d'une perforation; parfois elle passait inaperçue à l'autopsie, et l'on concluait comme si elle n'existait pas. Certes, nous ne pouvons nier la difficulté qu'on peut rencontrer pour découvrir une lésion parfois très-minime, et masquée par de fausses membranes, etc.; nous croyons même qu'il faut se défier d'une autopsie négative qui n'a pas été poursuivie avec l'idée fixe de trouver une altération nécessaire ou de l'intestin ou des autres viscères de l'abdomen, et c'est pourquoi nous n'avons admis, pour prouver l'existence de la péritonite spontanée, que des autopsies pratiquées par nos maîtres, sous leurs yeux.

Quand la péritonite succède à une perforation, elle offre un début brusque et s'annonce par une douleur déchirante, intolérable; le ventre se distend immédiatement, et des vomissements se déclarent, sauf lorsque la communication anormale siége sur l'estomac. — Les extrémités se glacent, le visage porte au plus haut degré l'apparence cholériforme; le pouls misérable, filiforme, tend à disparaître. Le diagnostic ne saurait être douteux si par la connaissance des commémoratifs on apprend que le malade était sous l'imminence d'une cause de perforation. — Qu'on relise les observations de Trousseau et de M. Thirial sur la péritonite spontanée dans la dothiénentérie, et l'on reconnaîtra que l'appareil symptomatique n'était pas celui qui succède à la destruction complète de l'intestin, il y avait une inflammation suraiguë mais s'aggravant par degrés, les malades n'étaient pas sidérés et ne présentaient pas immédiatement tous les symptômes à leur maximum de développement. C'est là un fait curieux au point de vue de l'anatomie pathologique ; au lit du malade, il nous semble impossible d'affirmer qu'il n'y a pas eu de perforation. D'une part, la péritonite spontanée n'a guère été constatée que 8 ou 10 fois par Trousseau, Thirial et Forget, tandis que la péritonite par perforation est beaucoup plus fréquente ; et ce qui tend encore à obscurcir le diagnostic de la lésion, c'est que parfois la péritonite par perforation existe sans grand retentissement chez des sujets épuisés, ou plongés dans une profonde stupeur. On n'a pour la reconnaître que des signes physiques, l'accroissement rapide du météorisme, et l'apparition d'une douleur plus ou moins limitée qu'on provoque par la palpation. — Toutefois le fait étant reconnu possible, chez un convalescent on pourrait supposer que la péritonite est primitive si par sa marche moins rapide et la moins grande acuité de ses symptômes, on pouvait douter de la communication entre l'intestin et le péritoine.

Il nous reste à examiner quels sont les caractères différentiels qui séparent la péritonite spontanée, de la péritonite rhumatismale.

Si l'absence de lésions viscérales peut conduire à supposer une inflammation primitive du péritoine, on cherchera dans les causes extérieures quelle est celle qui a paru coïncider avec le début de la maladie. C'est ainsi qu'on reconnaîtra comme point de départ, des contusions, des pressions répétées, des frottements prolongés, des efforts, l'ingestion de certaines substances agissant d'une manière violente sur l'intestin — purgatifs, aliments, vomitifs, etc., ou bien l'action du froid sur le corps en sueur, etc.

L'étude que nous avons exposée nous permet de préciser les conditions dans lesquelles on reconnaîtra la péritonite rhumatismale. — Posons d'abord en principe qu'il faut écarter toutes les causes que nous avons énumérées et établir qu'il y a bien une péritonite aiguë franche et primitive, ensuite que cette phlegmasie obéit à la diathèse. Les meilleurs signes sont ceux qui se rapportent à des manifestations rhumatismales en évolution. C'est ainsi que pendant une attaque de rhumatisme articulaire aigu, si les douleurs s'apaisent subitement et s'il se développe une péritonite, si cette péritonite s'atténue pour faire place à des douleurs plus vives des jointures, l'hésitation ne sera guère possible. L'alternance des deux localisations montre qu'elles obéissent à la même cause générale. De même lorsque chez un rhumatisant, la péritonite s'ajoute à d'autres affections viscérales reconnues manifestement sous la dépendance du rhumatisme, comme dans le cas de M. Blachez, le diagnostic n'est pas douteux. Parfois la péritonite survenant au cours d'un rhumatisme aigu n'en entrave pas la marche ; cette coïncidence doit la faire rapporter au vice rhumatismal. Mais comme nous l'avons dit, on établit d'abord qu'elle est primitive. Un autre aspect sous lequel on la voit rarement c'est celui qu'elle nous offre dans l'observation de M. Martin. Chez un malade qui a été atteint d'un grand nombre d'affections rhumatismales, la péritonite se déclare, comme se son déclarées les autres maladies antérieures, le rhumatisme cérébral par l'exemple, coïncidant avec la diminution des fluxions articulaires, et se terminant par la mort. C'est par exception que la péritonite évolue seule, formant la première étape des accidents qui se développeront plus tard et qu'on reconnaîtra comme parfaitement liés au rhumatisme. Egalement primitive, elle aura sa marche spéciale et sera suivie soit de rhumatisme articulaire, soit d'angine rhumatismale, etc., etc. — Répétons que ces faits sont l'infime exception, ce qui nous porte à croire qu'il sera très-rarement donné au clinicien d'observer la péritonite rhumatismale isolée.

La péritonite rhumatismale peut-elle être distinguée des autres péritonites primitives par les symptômes, la marche et les terminaisons qui lui sont propres ?

Legrand (th. citée p. 27) prétend que les prodrômes font défaut dans la péritonite rhumatismale ; le frisson manquerait le plus souvent. Or nous avons trouvé le frisson initial noté dans la plupart des observations. Cependant le début est en général plus instantané (Monneret) (1), ce qui tient à ce que, suivant l'expression de M. Blachez, le rhumatisme est installé depuis longtemps. L'inflammation du péritoine est alors de peu de durée et se déplace très-facilement sans laisser de traces (Desplats). La douleur se généralise d'emblée et atteint rapidement son maximum d'intensité, signe qui, pour Aran, constitue la caractéristique des poussées rhumatismales. Les symptômes disparaissent brusquement pour céder le pas à d'autres localisations ou au retour des douleurs articulaires (Sterney), ou bien la péritonite suit son cours

(1) Monneret, Traité de pathol. interne, t. II, p. 440.

régulier, marchant graduellement à la guérison. Nous avons dit que la mort est l'exception, et n'arrive que chez des sujets épuisés ou comme accident ultime de la diathèse rhumatismale, terminant la scène morbide au même titre que le rhumatisme cérébral; c'est la forme grave. M.Desplats en cite un bel exemple; mais nous avons établi que cette forme est exceptionnelle. Rayer, en voyant le malade de M. Peters, disait : « Çà, c'est une péritonite rhumatismale, parce qu'une autre péritonite aurait tué depuis longtemps le malade. »

Nous n'insisterons pas sur la comparaison des symptômes des deux maladies : à eux seuls ils ne pourront contribuer que pour une faible part à la connaissance de la diathèse rhumatismale, lorsqu'elle préside à leur développement.

L'ascite aiguë a été fréquemment confondue avec la péritonite : rappelons qu'il est rare de trouver, dans la phlegmasie aiguë du péritoine, une assez grande quantité de liquide pour constituer une ascite, et distendre l'abdomen : c'était l'opinion de Gendrin, M. Besnier qui s'est occupé spécialement de cette question, n'admet pas qu'on puisse attribuer à l'inflammation de la séreuse une hydropéritonite se manifestant avec des symptômes d'acuité. Du reste, on connaît très-peu de cas d'ascite aiguë fébrile qui ne se rattachent, en même temps que d'autres hydropisies, à un état général dont elles ne sont que des éléments différents : « On peut voir, dit M. Besnier, au moment du début d'une ascite rapidement développée chez un individu bien portant, survenir un état général plus ou moins grave avec fièvre et douleur abdominale; mais ces douleurs ne sont jamais comparables à celles de la péritonite aiguë : les vomissements bilieux manquent, etc. » Plus loin discutant la XIVe et la XXIe observ. du livre VIII de la Clin. d'Andral, ce médecin distingué les détache de la classe des péritonites pour les rapporter à l'ascite aiguë fébrile. Nous avons trouvé bien des observations qui doivent être reléguées dans la même catégorie, et c'est pourquoi nous disions qu'il faut toujours établir qu'il existe une péritonite. Aux symptômes qui la caractérisent nous ajouterons le principe de M. Besnier, que les phlegmasies péritonéales aiguës ne donnent jamais directement naissance à l'ascite. Il serait très-utile d'établir au lit du malade cette distinction qui nous semble légitime et qui serait fondée sur la constatation précise de la péritonite et de l'épanchement. On écarterait ainsi les doutes qu'expriment Rilliet et Barthez : « S'il y a, comme nous le pensons, des péritonites primitives qui se rapprochent des hydropisies, il faut sans doute ranger sous le même chef celles qui compliquent la scarlatine... (1) »

Ces auteurs citent deux cas d'ascite aiguë primitive (p. 203) et paraissent n'admettre qu'avec réserves les faits si nombreux (une centaine) du même genre qu'a rapportés Wolff (2). Ils ajoutent : « La distinction entre cette forme et la péritonite est difficile, nous lui aurions même conservé le titre de phlegmasie, si elle ne coïncidait pas avec d'autres hydropisies. » — Aujourd'hui qu'un plus grand nombre d'observations se sont accumulées

(1) Rillet et Barthez, t. 1, p. 16.

(2) H. Wolff, Journal d'Hufeland, mai 1828, p. 78, — in Bull. des sc. méd. de 1829, t. XVI, p. 426. (Cité par Rillet et Barthez).

nous croyons qu'il faut rendre à l'ascite aiguë les faits où l'on trouve des épanchements simultanés survenant avec un ensemble fébrile, tandis qu'on doit ramener à la péritonite ceux qui ne peuvent être contestés cliniquement comme des péritonites.

CONCLUSIONS

L'existence de la péritonite aiguë primitive généralisée est démontrée chez l'adulte, par des autopsies.

Ses lésions ne diffèrent pas de celles des autres péritonites aiguës; elle ne donne jamais naissance à l'ascite pendant sa période d'acuité.

L'état parfait de santé avant la maladie, l'absence complète de localisations, la guérison franche peuvent seuls permettre de la reconnaître. Dans les cas mortels, le diagnostic repose uniquement sur l'examen cadavérique.

Son pronostic est presque toujours fatal.

La péritonite rhumatismale est facile à distinguer par son alternance ou sa coïncidence avec d'autres manifestations de la diathèse; dans les cas extrêmement rares où elle marque le début du rhumatisme, elle est, à courte échéance, suivie de maladies rhumatismales qui dissipent tous les doutes en reflétant son origine.

On confond à tort ces trois expressions : péritonite aiguë spontanée ou primitive, péritonite rhumatismale, ascite aiguë fébrile.

Paris. A. [illegible], imprimeur de la Faculté de Médecine, rue Mr-le-Prince, 31.

www.ingramcontent.com/pod-product-compliance
Ingram Content Group UK Ltd.
Pitfield, Milton Keynes, MK11 3LW, UK
UKHW020956180726
13838UKWH00003B/1348